Киты,

на которых держится вечное:

стройность, красота и здоровье

Привет! Меня зовут Елена Ушакова.

Давай с тобой знакомиться.

Для начала, я хочу рассказать немного о себе. Мне 32 года, у меня двое детей, я руководитель массажно-оздоровительного салона VitaLena в славном городе Санкт-Петербурге, веду здоровый образ жизни и более 10 лет изучаю все, что с этим здоровым образом жизни связано.

Я буду общаться с тобой на «ты», как с подружкой или как с любимой клиенткой, если ты не против. Это даст возможность рассказать такие секретики, которые постороннему человеку не расскажешь, а раз мы дружим, то можно.

Итак, большую часть своей жизни я боролась с простудными заболеваниями и лишним весом. Что я только не испытала на себе. И голодание, и диеты, и даже, о, ужас, пила перекись водорода. Представляешь? Избыточный вес доставлял массу неудобств, уставали ноги, болела спина, было сложно подниматься на пятый этаж, начало скакать давление, я плохо выглядела, у меня было ужасное настроение. Перепробовав, наверное, все на свете, я привела себя в форму.

Через некоторое время вышла замуж, и у меня родился малыш. На роды я вышла с гигантской для меня цифрой 80 кг, – это при моем росте всего 165 см. Когда нас выписали из роддома, я ужаснулась еще раз, мой вес составил 75 кг. А это примерно 15 кг. лишнего веса. Конечно, пока я кормила малыша грудью, речи о снижении веса не было, но молоко пропало через 4 месяца, и я решила, что пора приводить себя в форму. На этот раз я подошла к этому вопросу системно. И вот что у меня получилось:

Здорово, правда? Теперь я держу вес 60 кг. и абсолютно счастлива. У меня пропали боли в спине, я здорова, у меня всегда отличное настроение и куча энергии. Тебе интересно узнать, как я это сделала?

Я не буду говорить, что это все очень просто, что можно убрать всего два продукта и все будет классно, что нужно сделать только одну вещь с килограммы растают. Нет!!! То, что я предлагаю – это большая комплексная работа, но если ты с этим сроднишься, то результат у тебя останется на всю оставшуюся жизнь.

Эта полноценная система, вписывающаяся в любой стиль жизни, затрагивающая все аспекты, и дающая потрясающие результаты.

В этой книге будут истории моих клиенток, и ты сама убедишься в том, что она работает.

Первые килограммы уйдут уже практически сразу после начала работы. Всего, примерно, нужно потратить около двух месяцев на систематизированную, большую

2013 © Елена Ушакова

комплексную работу, а потом, это просто станет стилем твоей жизни. Я сейчас скажу ужасную вещь, но волшебной таблетки не существует. Нет такого, чтобы утром лечь, толстой, а на завтра, проснуться стройной и здоровой.

Любой спортсмен, прежде чем добиться успеха и выиграть олимпийскую медаль, он тренируется. Тренируется годами!!! Не бывает так, что сегодня он начал заниматься, а завтра, оп, и чемпион мира.

А нам нужно всего пару-тройку месяцев. Бери в попутчики родственников, подруг, друзей. И вперед!!! Я здесь расскажу все!

У меня только одно условие, если ты шагнула на этот путь, не сворачивай, пожалуйста. Мы, либо работаем, либо нет!

Ты со мной? Тогда поехали!!!

СОДЕРЖАНИЕ

КИТ 1 Мотивация.

Прочитала, применила, получила… Офигела!

Без пинка, никто менять свою жизнь не захочет, даже если перемены нужны, как воздух.

http://www.aphorism.ru

Глава 1. Почему я не худею или что это за кошка такая Мотивация?

Приводят заключённого, приговорённого к смертной казни, на электрический стул. А заключённый толстый такой, на стул не помещается. Дают ему отсрочку на месяц и задание - похудеть килограмм на 30. Проходит месяц, снова приводят этого заключённого и пытаются усадить на электрический стул. А заключённый ещё больше поправился! Его спрашивают:
- Почему же вы не похудели, вам же сказали сбросить 30 кг?!
- Да мотивация слабовата…

Идея названия этой главы была следующая: животное кошка, жутко самодостаточное, она сама себе на уме, и куда хочет туда и рулит. Ее сложно приручить и она, на мой взгляд, думает, что это мы у нее живем, а не наоборот.

Мотивация она такая же, сама к тебе не придет, на колени не сядет и не скажет: «Ну что, поехали?» Нет, нужно ее все время подкармливать, оберегать и стимулировать.

Мотивация – это большой пендель, и, в общем-то, не важно, кто тебе его дал. Родственники, общество, психолог, а может быть, ты сама себе умудрилась его сделать. Самое главное, чтобы он был. Важно, чтобы на протяжении всего периода внедрении системы, у тебя не пропало желание все бросить, забиться в угол с тортом наперевес и жалеть себя.

Давай попробуем разобраться, какая бывает мотивация и, может быть, ты уже сейчас начнешь что-то менять в своей жизни.

Мотивация для стимулирования личной жизни или повышения самооценки.

Итак, нам с тобой нужно, постройнеть, похорошеть, банально для того, чтобы спровоцировать спрос на тебя, как на женщину. Это очень хорошо работает, от этой мотивации бывают замечательные результаты. Но вся беда в том, что как только твоя личная жизнь налаживается, мотивация уже не нужна, и она сама собой сходит на нет. А значит и результаты, которые ты получишь, медленно и верно, обнуляться. Если ты из этой категории, то помни, после того, как ты устроила личную жизнь, не стоит бросать то, что ты с таким трудом выстроила. А еще лучше и свою половинку подвести под свою систему.

Мотивация на здоровье

Это была моя мотивация. Мой пендель. Когда я, поднимаясь в очередной раз на пятый этаж, смогла доползти только до третьего. Когда я поняла, что от лишнего веса, у меня начинает болеть спина. И с ребенком, не повернуться, ну корова, да и только. Да и эти жировые валики в области «бочков» совсем не возбуждают моего мужа. Я поняла, что с этим нужно что-то делать. Я собрала все свои знания в систему и начала действовать. То, что у меня получилось, ты уже видела в начале книги. Результат, как говориться, на лицо, вернее на теле. Да и остальные аспекты моей жизни заметно улучшились. Если ты, как и я, понимаешь, что сил больше нет, и надо что-то менять в этой жизни: welcome (добро пожаловать) в наши ряды и даже не задумывайся, все что будет происходить – будет круто! Тебе понравиться.

Мотивация, как стиль жизни

Есть такая категория женщин, которые хотят во всем достичь идеала, в том числе и в совершенствовании своего тела. Да, ты меня правильно поняла. Это перфекционистки. Они и так стройные, но продолжают худеть и стройнеть. И хотят довести свое тело до совершенства. До полного совершенства. Идеальная я. Очень много таких женщин, как правило, молоденьких. У них очень сильная мотивация. Они ходят в тренажерный зал, на массажи, правильно питаются. Это самая беспроблемная категория, потому что они и так ваяют свое тело и им даже мотивировать себя не надо. Если ты в их числе, то, скорее всего, ничего нового ты в этой книжке не найдешь. Хотя пролистать все же советую. А, вдруг, что-то, да и пригодится.

Мотивация... такая разная...

Одна из моих клиенток, мотивировала себя брюками. У нее были любимые черные брюки, которые стали ей малы. Ты понимаешь, по какой причине. Но она уж очень хотела в них влезть. Так ты понимаешь, мы с ней за две!!! недели избавились от 4 см. в бедрах, и ты не представляешь, сколько было счастья и удовольствия в ее глазах, когда она пришла ко мне на очередной массаж и сказала: «Елена, я влезла в свои брюки!!!» И добавила: «Но мне надо еще похудеть». Она умничка, ей было очень сложно, но она взяла себя в руки и сделала это. Теперь просто поддерживает тело в форме и не переживает по поводу фигуры.

Это очень хороший, чисто женский вариант мотивации: купить обалденное идеальное платье, за безумные дорогие деньги, но! На два размера меньше!!! Лучшего стимула похудеть, пожалуй, не найти. Возьми себе на вооружение!

Кто-то мотивирует себя на здоровье, потому что здоровье оно первоочередное. Кого-то любовь мотивирует. Кто-то хочет выйти замуж, у всех разная мотивация. Для кого-то подходит: хочу в постели быть с совершенным телом, чтобы доставить мужу наивысшее удовольствие. Еще вариант стать похожей на кумира. Но все они схожи в одном:

Мотивация - это всегда вызов себе!!!

Понимаешь, цель, должна быть такой желанной, чтобы даже тогда, когда очень сложно, ты могла бы сказать себе: «А я все равно это сделаю!!!» Можно сколько угодно говорить, что «а я и так нравлюсь своему мужу», «я просто пойду и куплю другое платье», «у меня совершенно нет времени», «вот, сейчас закончу отчет и начну». Нет. Это все отговорки. Это страх перед тем, что: «а вдруг, не справлюсь», «а мне и так хорошо». Ни к какому результату, поверь мне, эти мысли не приведут. Либо мы работаем, либо мы не работаем. Все очень просто на самом деле. Выйди из зоны комфорта, начни делать что-то для себя. Не для кого-то, не для детей, не для начальника, для себя! Кто кроме тебя, может сделать что-то для тебя? Да никто.

Давай, дерзай! Я хочу, чтобы ты уже сегодня села и подумала, что тебя может мотивировать на достижение своей цели. Согласись, если ты читаешь эту книгу, значит, скорее всего, ты не совсем довольна своим телом. Так? Так! Значит, сейчас твоя задача, найти свою мотивацию. Подумай. А я пока расскажу тебе несколько причин, почему же все- таки стоит худеть.

1. Ты улучшишь свое самочувствие и здоровье. Если у тебя есть отдышка, повышенное артериальное давление, боли в суставах, позвоночнике, отеки, повышен холестерин и целлюлит, то тебе просто показано похудение.

2. Ты начнешь получать удовольствие от ежедневных физических возможностей: станет легче ходить, играть с детьми, добираться до квартиры, вставать по утрам.

3. У тебя повыситься самооценка, исчезнут комплексы, психологически станет намного легче жить.

4. Ты сможешь, не стесняясь ходить на тренировки, плавать, ездить отдыхать, сможешь покупать красивую и модную одежду.

5. Я уже не говорю про семейную и интимную сторону твоих отношений. 100% ему понравиться. Они же только говорят, что им нужна душа, а остальное не важно. Важно! 80% мужчин любит глазами. Это факт.

6. Очень важный аспект сейчас расскажу. Худея, до нормальных пределов, мы повышаем свою способность стать мамой. Чем больше наш вес, тем сложнее забеременеть. Да и чему ты научишь своего ребенка. Как быстро набрать вес? Или жиртрест - это красиво?

7. Уже доказано, что худышки, быстрее бегут по карьерной лестнице, видимо им отдышка не мешает.

8. Можно сэкономить на покупке вещей. Согласись, вещи на полных, стоят гораздо дороже, чем на стройных.

9. А еще, ты много узнаешь о похудении и физиологии. Если ты будешь знать, что одна молекула торта, приводит к образованию двух молекул жира.... Ты будешь более разборчивой   в   еде.

10. А как тебе будет нравиться твое отражение в зеркале!!!

Разве это не здорово? Разве это все не может мотивировать тебя на похудение и на здоровый образ жизни? Может. У меня к тебе задание. Вообще в этой книжке будет много заданий. По тому купи блокнот или ежедневник (можно, конечно, воспользоваться продуктами эволюции, гаджетами, но честно тебе скажу, гораздо лучше работает, и исполняет желание, старая проверенная бумага и ручка) и начнем.

Задание № 1

Напиши в «Дневнике стройности», все, что может тебя мотивировать на работу. Не менее 10 пунктов. Не приступай к чтению следующей главы, пока не сделаешь задание. Давай! У тебя все получиться!!!

А в завершение... анекдот.

Встретились две подруги.
- Как ты похудела - восклицает одна.
- Мне изменяет муж, - отвечает другая. - Я так страдаю!
- Так разведись с ним!
- Не могу, мне нужно сбросить ещё три кило.

Мотиваторы похудения у каждого разные и иногда весьма неожиданные. У меня лично это любимые джинсы. Как только я перестаю в них влезать, значит, пора на диету. Я их называю "Моя совесть". Еще у меня есть джинсы под именем "Незабвенная юность" (на 2 размера меньше моего нынешнего объема), "Недостижимый идеал" (на 3 размера меньше) и "Отпуск удался" (на 1 размер больше). Как вы уже догадались, "Незабвенная юность" и "Недостижимый идеал" незыблемо лежат на самой верхней полке шкафа, а последняя пара достается очень и очень часто. А вот мужа моего к похудению мотивировали не домашний врач и не диетолог, которые лет 5 до того пилили его на предмет лишнего веса. Его вылечил логопед - логопед нашей дочери. Она (детсадовский логопед) решила проверить дочкино речевое развитие, вызвала нас для этого в садик. Сидим, смотрим. Дошла очередь до противоположностей - на стол выкладываются парные картинки с противопоставлениями, и задается вопрос "Этот дом большой, ну а этот....?", "Эта линейка длинная, ну, а эта...?". Ребенок, соответственно, должен назвать противоположность. Но ребенок упорно молчит - она вообще с чужими, без лишней нужды, не разговаривает. Пока не появилась на столе картинка с сакраментальным сюжетом "Толстый и тонкий". "Этот человек худой, ну а этот...?" - из последних сил вопрошает логопедша. "Этот круглый человек?" уточняет дите. "Это папа" - уверенно так, с радостью узнавания. Папа скрылся под столом. Но кока-колу и пиво пить с тех пор перестал. И уже на 11 кг похудел. Таких результатов с ним еще ни один диетолог не достигал.

Источник: http://www.anekdot.ru

2013 © Елена Ушакова

Глава 2. 10 секретных правил достижения цели

Итак, ты бросила себе вызов. Ты уже знаешь, что действительно хочешь похудеть, начать вести здоровый образ жизни, уже сходила и купила платье на два размера меньше. Но встает вопрос. А что же дальше? С чего начать?

1. Необходимо поставить четкую цель.

Цель должна быть измеримой, т.е. ее можно было измерить. Например, я хочу стать стройной и изящной это не цель. Цель - это я хочу похудеть на 20 кг. Или я хочу уменьшить объем бедер на 4 см. Четкая соизмеримая цель.

Цель должна быть реальной. Конечно, можно поставить цель: хочу похудеть на 10 кг за неделю, и голодать, но тут уже последствия будут совершенно другие.

2. Временные рамки. Обязательный пункт!!!

Ты должна отдавать себе отчет, в какие сроки ты хочешь достичь цели. Что ты хочешь сделать и в какие сроки. Чтобы ты четко понимала, когда уже ты будешь иметь этот результат. И что конкретно там, в конце, достигнешь.

Например:

- не просто «хочу похудеть на 20 кг.», а «хочу похудеть на 20 кг. за 4 месяца»

- не «хочу уменьшить объем бедер на 4 см.», а «хочу уменьшить объем бедер на 4 см. за 2 недели».

У тебя есть точка А и точка Б. Ты должна абсолютно реально понимать, что ты получишь, пройдя этот путь. Здесь есть еще один момент, который поможет тебе в будущем, не опустить руки. Во-первых, сроки будут тебя стимулировать на достижение результата, а, во-вторых, нужно придумать, как ты себя побалуешь, если выдержишь, и как ты себя накажешь, если не выдержишь. Например, «отдам 50 000 руб. в благотворительный фонд, если не достигну своей цели» или «куплю кольцо с бриллиантом, о котором так долго мечтаю». Это такие зацепки, которые помогут тебе достичь желаемого результата.

3. Прописать план и разбить его на маленькие части

Например, сегодня 16 октября, значит, к 16 февраля, ты должна сбросить 20 кг, значит, в месяц нужно худеть на 5 кг, значит, ты должна сбрасывать по кило с чем-то в неделю. Разбиваем большую цель на маленькие кусочки. И что необходимо сделать, чтобы сбрасывать 1 кг в неделю. Конкретные маленькие шаги: делать зарядку, начать ходить в тренажерный зал, в бассейн, то-то есть и то-то не есть. Если ты пока не знаешь, что ты будешь делать, то просто проставь цели, а шаги мы потом с тобой проставим, по ходу книги. Ладно?

4. Контролировать себя

О, это, пожалуй, один из самых важных пунктов при достижении цели. Себя необходимо обязательно контролировать. Ежедневно себе отчитываться, что ты сделала сегодня, и что планируешь сделать для себя завтра, это должна быть обязательная ежедневная честная!!! работа. Если ты этого делать не будешь, ты спустишь себя на тормозах. Есть цель, и ты к ней идешь. Здесь все просто. Если у тебя есть цель, но ты к ней не идешь, то все что будет написано дальше в этой книжке это бесполезно. Либо ты работаешь, либо ты не работаешь. Другого варианта нет. А для того чтобы достичь своей цели нужно себя контролировать. Да тотальный контроль. И еще нужно быть честной самой с собой потому что, «ой, ну я съем две зефирки, ничего страшного». Страшно! Потому что две зефирки могут потом аукнуться полкилограммом жира. Это я сейчас утрирую, но в целом, это так. Есть цель, и ты себя контролируешь.

5. Поощрение

Себя нужно поощрять, например, если ты достигла какого-то результата, ты должна, сделать себе бонус. Этот бонус не должен быть связан с едой, например, съесть пирожок или съесть тортик – не годиться. А, например, сходить в кино, сделать себе что-нибудь приятное, сделать себе спа процедуру, купить обновку, сделать новую стрижку, - здорово. Самое главное правило поощрения: бонус – это не еда!!! Но все равно, если ты за эту неделю похудела на 1 килограмм, да, ты можешь позволить себе не идти гулять с собакой, а отправить на прогулку мужа, а сама поспать на один час подольше. Здесь уже варианты могут варьироваться, и это именно то место, где мы будем удовлетворять свой эгоизм. Самое главное нужно запомнить: поощрять себя нужно, но только не едой.

6. Прощать себя

Если вдруг, такое произошло, что ты сорвалась, съела торт, кусок торта, нужно себя простить, но на следующий день наказать. Не делай, так как делает Миша Галустян. «Понять и простить» - это не для нашего случая. Этот тортик, он отложиться, он нам все испортит. И поэтому надо сделать, либо разгрузочный день на следующий день, либо что-то еще, но не корить себя и не пилить себя за это. У нас у всех есть недостатки и слабости, самое главное, чтобы таких дней не было очень много. Если ты в течение трех недель, жестко себя держала, а сегодня не сдержалась и съела тортик, потому что, не знаю, у тебя ПМС, значит надо себя простить, но следующий день сделать разгрузочным днем, или выбери любой другой вид наказания, о котором мы дальше поговорим.

7. Заменить слово «хочу», на слово «надо»

Если ты ввязалась, в эту работу, то нет слова «хочу», есть слово «надо». Нельзя сказать, что я хочу то, что ест мой муж: жирную курицу с картошкой, а у меня отварная курочка и салат, потому что это надо. Это говорит в первую очередь о том, что прежде чем что-то сожрать, надо подумать о своей цели, и сделать так, что бы слово «надо» шло впереди слова «хочу». Например, если тебе надо вечером на тренировку, значит надо, никаких устала и голова болит. Цель она требует от тебя контроля не должно быть никаких «хочу», только слово «надо». Знаешь, самое интересное что? Я тоже мастер отговорок, «ой, да ладно, я завтра схожу», «ой, у меня то-то» и так далее. Но! Когда то, что ты делаешь, то к чему ты стремишься, исходит из твоего сердца, и отговорок не надо. Все, за что бы ты ни взялась, ты делаешь с радостью. Поверь мне. Если ты решила похудеть, потому что «надо», тебе все будет, как наказание. А если ты действительно этого хочешь, то и не будет такой дилеммы, как «хочу» и «надо»

8. Каждый вечер продумывать план на завтра...

Это практически то же самое, что и контролировать себя. Но это хорошее подспорье, помощь. Когда у тебя есть четкий план на завтра, тогда ты можешь с легкостью добиться своей цели. Если ты знаешь, что тебе завтра надо с утра, встать пораньше на час, сделать зарядку, позавтракать, то ты настраиваешься на это. И сделаешь все с большей легкостью, как если бы придумывала это на ходу. А когда ты встаешь и сумбурно так: «ой, чего ж мне сделать, за что же мне хвататься», тогда ничего и не успевается. Каждый вечер обязательно нужно прописывать четкий план на завтра, и исполнять это, записывать и исполнять, тогда каждый день, маленькими шажками, постепенно, постепенно добьешься того, чего ты хочешь. Идеального тела, через два месяца, или какие сроки ты себе ставишь. У меня есть история на эту тему. Совсем недавно мне на глаза попалась книжка, про

Мари Кей и там как раз была глава, которая называлась: список на 35000$.

Так вот, вкратце. Там говорилось о том, что одному бизнесмену было предложено, одной дамой, что она работает с его менеджерами всего 15 минут, но каждый вечер. И за это она попросила всего ничего 100% сверх обычной его прибыли, ну, «или сколько не жалко будет». Что вы думаете? Через месяц он выписал ей счет на 35000$, потому что его прибыль увеличилась в несколько раз. А она сделала очень просто, она каждый вечер заставляла его сотрудников писать шесть дел на завтра в порядке их важности и учила, не приниматься за второе дело не сделав первое. Просто, не правда ли? А каков результат?

9. ... и мерить платье

Если ты ставишь цель, похудеть на два размера и купила для этого платье, то каждый вечер пытайся в него влезть, можно мысленно. Не влезла — худеешь, начала влазить — продолжаешь худеть. Если твоя цель убрать объемы, то значит, каждый вечер все равно контролировать объемы. Взвешиваться каждый день не надо, но сравнивать себя сегодняшнюю с той, которой ты станешь через два месяца, нужно. И обязательно каждый день. Представлять, что ты стройнеешь, худеешь, нужно представлять, что ты добиваешься результата. Когда пойдут первые результаты сделать это легко, но на начальном этапе, пока результатов еще нет, сделать это сложно, но это надо делать.

10. Не делать то, что ты ненавидишь делать

Здесь все просто, если ты ненавидишь капусту, не надо пичкать себя салатом из капусты каждый день, если ты ненавидишь бегать по утрам, не нужно выбирать бег по утрам в качестве дополнительного упражнения для похудения, если ты ненавидишь ходить на кавитацию, то и не нужно этого делать. Выбирай те техники и методы, которые наиболее приятны, то есть то, что тебе более или менее нравиться. Понятно, что не всем нравиться питаться низкокалорийными блюдами, но можно найти такие блюда и такие рецепты, которые будут вкусными.

Итак, что мы имеем. Ты определилась, с тем, что тебе нужно и для чего тебе это нужно, то есть с мотивацией. Теперь давай будем ставить цели.

Задание № 2.

В «Дневнике стройности». На новой страничке, напиши:

ЦЕЛЬ: _____

И пропиши свою цель, так как я тебе объяснила в этой главе.

В заключение, я не стану травить анекдоты, а расскажу тебе одну историю.

Вызов себе или как я победила пост

Это был 2010 год. Личная жизнь не складывалась. На работе рутина. Застой какой-то. Да еще и поправилась, после новогодних каникул, да застолий. И, я решила, себя взбодрить. Решила держать пост. И не простой, а Великий.

Мотивация была следующая: не стану лучше, так хоть оздоровлюсь. 40 дней. Почти семь недель. Строгая пища. Запал был хороший. Я начала заранее, недели за две, уменьшать количество употребляемых белков животного происхождения. Проще говоря, перестала есть мясо. Потом рыбу. Это все, конечно, хорошо, но мне предстояло отказаться и от молочных продуктов. Но как? Меня же трясет при виде йогуртов и творожков. (Я их очень люблю). Ну что ж, работает простая формула: либо мы работаем, либо мы не работаем. Это был настоящий вызов себе. Я отказалась и от них.

Первые, наверно, недели две-три, я пребывала в эйфории, все мне казалось легко и просто. Кашки, салатики, постные супчики, не жизнь, а сказка. Но с течением времени, однообразная еда наскучила, и мучительно захотелось чего-нибудь сладенького, причем мед - не катит!!! Это была настоящая ломка. Я старалась не ходить по магазинам. Но не забывайте, у меня ребенок и она-то совершенно не виновата в моих причудах. Я готовила ей вкусные блюда, а сама облизывалась. О, Боже, я вспоминаю

2013 © Елена Ушакова

это, как пытку. А пост только перевалил за середину. Надо было что-то делать. Прекратить я не могла. Как же так. Я ж, вот, взялась, а тут. Нет, я так не могу, пост, значит, пост. Начала искать постные рецепты. Ты себе не представляешь, какое для меня было наслаждение, съесть постную ржаную оладушку... м-м-м-м... я такого удовольствия не получала ни от одного тортика, за всю свою жизнь!!! В общем, я запаслась кучей рецептов постных блюд, и остаток поста для меня прошел, можно сказать безболезненно.

Это была победа. Победа над самой собой. Пусть мне говорили, что пост должен быть духовным, и я ничего не сделала. Но для меня это было круто. Доказать себе, что могу добиться того, чего хочу. Я была легкой, я была пушинкой. Я летала. Летала в прямом смысле, после такого очищения организма, мне казалось, что у меня за спиной крылья, у меня получалось все, у меня горели глаза. Надо ли говорить, что спустя пару месяцев я встретила своего будущего мужа? Волшебство? Нет. Все одной рукой писано. А упорство, умение смотреть на мир позитивно, оптимизм, творят настоящие чудеса. Я люблю свою жизнь, люблю своих родных, люблю дело, которым занимаюсь, бросаю вызов себе и принимаю его. И у меня все получается. Получится и у тебя. Главное верить, ставить цели, и идти к ним. Понимаешь?

Глава 3. Кнутом нельзя пряником.

Перед тем, как пуститься в такой долгий путь похудения, оздоровления и изменения своего пищевого поведения, нужно продумать и выработать для себя четкую систему поощрений и наказаний. За какие-то достижения и провинности. А то мотивация расслабиться и перестанет давать волшебные пинки. А так, хоть будет понятно, что за ратное дело получаешь.

Система поощрений

Все очень просто. В этой жизни вообще все очень просто, если ты заметила. Итак.

У тебя есть план: похудеть в первую неделю на 1,5 кг, а ты такая суперская, столько всего делала, что сбросила целых 3 кг. Значит, нужно себя чем-то поощрить. Нужно пролить эликсир удовольствия на свое эго, надо показать этой мотивации, э-ге-гей, какая ты классная. Поэтому надо срочно что-то сделать для себя такое, о чем ты давно мечтала, но все откладывала. Но только не еда. Мы с тобой договаривались. Это может быть все что угодно: шопинг, кольцо с бриллиантом, элементарно выспаться, устроить релакс день, забить на генеральную уборку, можно отправить детей к бабушке и провести целый день с любимым человеком.

Помнишь, как в фильме:

— Мне надо принять ванну, выпить чашечку кофе...
— Будет тебе и ванна, будет тебе и кофа, будет и какава
с чаем, поехали к шефу!!!
С сайта http://www.inpearls.ru/

Тебе в жизни что-то или кто-то мешал это сделать (может и сама себе запрещала, да-да, подумай об этом), а тут выпал шанс себя поощрить. Не обращая ни на что внимания. Это день удовлетворения эгоистических хотелок. Подумай, что может быть для тебя бонусом, и вдохновением на новую работу. Вот. Это все сюда. Записывай!

Система наказаний

Здесь тоже все очень просто, если ты проштрафилась, съела что-то вредное или сорвала график тренировок, или еще что-то, то надо себя наказать. Надо сделать себе разгрузочный день внеочередной, или оштрафовать на 5000 руб. или на столько, чтобы ощутимо было. Можно взять задание у сослуживца или внеурочную работу, то есть сделать то, что совсем противно.

- Подниматься до квартиры только пешком в течение месяца

- Неделю бегать по утрам

- Вымыть машину своими руками

- Приготовить супер вкусный ужин, а самой и крошки не съесть

Нужно сделать так, чтобы впредь неповадно было так себя вести, чтобы появился стимул, довести начатое до конца. Конечно, можно поставить запятую после слова «нельзя» но!!! Ты же сама понимаешь, на одних «пряниках» далеко не уехать. Если ты не будешь строга с собой, то система не выработается. А наша с тобой задача, какая? Выработать четкую систему и сделать ее стилем своей жизни. Поверь мне, когда все устаканится, тебе не придется себя наказывать. Те вещи, которые ты сейчас в себе искореняешь, просто исчезнут, и можно будет делать маленькие невинные отступления от системы, без вреда для организма. Но, только не сейчас. Сейчас все строго и честно.

Безнаказанность — величайшее поощрение преступления.

Это еще Марк Туллий Цицерон сказал

Подумай над этим на досуге.

Задание № 3.

Ты уже прописала мотивацию, описала свою цель, и разбила ее на маленькие шажочки. Так? Теперь будем прописывать свои системы поощрения и наказания. Так как ты себя знаешь гораздо лучше, то сядь, сосредоточься, прислушайся к себе и пропиши, все свои хотелки. Все что ты давно хотела сделать для себя, но все откладывала. Это будут твои бонусы. Каждый раз, когда ты будешь добиваться своей цели, ты сделаешь себе бонус из этого списка. Но. Нам еще нужен один список. Так же по-честному, напиши все, что ты не любишь делать, и тоже оттягивала этот момент. Это будут твои пинки. И когда ты проштрафилась, заглядываешь сюда, выбираешь самое противное и вперед. Все просто. Приступай.

Глава 4. 15 фишек, которые помогут всегда получать нужный результат.

Мы состоим из тела, мозга и души, ну это, грубо говоря. Так вот, вся штука в том, что для достижения своей цели, тебе необходимо мотивировать все три твои составляющие. Сейчас я расскажу тебе как это можно сделать.

1. Необходимо вести дневник. В нем ты будешь записывать свои мысли, которые тебе будут приходить в голову, по мере достижения тобой целей. Это важно, потому что твой организм перестраивается и 100% появятся новые идеи, мысли, и что бы ни упустить ничего, тебе нужен дневничок. Можешь, кстати, писать в «Дневнике стройности», ты же его уже завела, правда?

2. Тебе нужен - календарь планирования. Ты еще разбила свою цель на маленькие шажки, теперь нужно все четко прописать. Что и когда ты получишь. Прямо сядь, и ежедневно распиши, хотя бы одну неделю. Не начинай неделю, не спланировав ее. Так ты не будешь терять время, а будешь использовать его рационально. Это важно. У тебя большая работа впереди, и тебе ее нужно правильно организовать.

3. Каждый вечер, необходимо планировать завтрашний день, я уже тебе рассказывала о Мари Кей, так? Вспомни ее. Ты же хочешь добиться своей цели. Не трать время на

неразбериху, составляй список дел, на завтра не утром, а вечером. И записывай. Обязательно записывай. В голове не удержишь, да и зачем тебе забивать свои шильды не нужной информацией.

Что написано пером, не вырубишь топором

Русская пословица

4. Договорись с кем-нибудь, кто будет тебя контролировать. Пусть он каждый день звонит и спрашивает: «А ты это сделала, а ты это сделала?», мотивируй его на то, чтобы он по-настоящему тебя контролировал. Скажи: «Если ты найдешь мой косяк, я веду тебя в кино», или еще что-нибудь.

5. Можно расклеить по всему дому и на работе веселые стикеры-напоминалки, ты к холодильнику, а там: «у тебя сегодня фруктовый день» или «мясо с картошкой – деньги на ветер». Покреативь,   это весело и настраивает на позитивный лад.

6. Когда перед тобой стоит выбор: делать или не делать, всегда выбирай «делать». Не смотри ни на что. Потому что,

если ты сейчас этого не сделаешь, то завтра и подавно. И вообще, лучше целиться в совершенство и не попасть, чем в несовершенство и попасть. Действуем сегодня, сейчас. Хотя бы, потому что завтра, вдруг, не наступит.

7. Найди себе человека, которого ты будешь обучать этой системе. И контролируй его. Это прикольно и организует.

«Раз сказала — он не понял. Два сказала — не понял. Третий раз сказала — я уже сама все поняла, а он все не понимает!»

8. Нарисуй свою цель. Если не умеешь рисовать, сделай коллаж, важно, чтобы она всегда попадалась на глаза, тогда ты всегда будешь помнить, к чему ты стремишься.

9. Записывай все свои достижения. И радуйся этому. Измерь свой вес, объёмы до начала работы, и раз в неделю контролируй их. Когда ты будешь видеть, что ты добиваешься результатов – это будет стимулировать тебя на продолжение работы.

10. Забей в телефон напоминалки. Например: в 15.30 сделать перекус, в 18.00 поужинать. Или сделать какое-то

упражнение. Забей только то, что ты действительно можешь забыть. Не нужно чтобы он трындел, целый день. Достанет.

11. Записывай в дневники, каждое желание, вот ты проходишь мимо парфюмерного магазина. О, хочу этот аромат. Запиши. А когда нужно будет себя поощрить, сделай себе приятно, купи духи. Кстати. Бонусы могут быть связаны не только с «купи». Ты можешь захотеть прыгнуть с парашютом, или покататься на лошадях. Все что угодно. Лишь бы тебе было хорошо.

12. Проводить визуализацию. Это когда ты купила новое платье на два размера меньше и каждый день перед сном (можно в любое время, но перед сном эффективнее, там мозг на другом уровне начинает работать, но тебе это знать сейчас не нужно) представляешь себя стройной, в новом платье. Ты идешь теплым летним вечером, по красивой улице, а мужики, так и падают, так и падают, и сами в штабеля укладываются.... Понимаешь о чем я? Образ должен быть ярким, красочным, и ты должна получать удовольствие от него.

13. Каждый раз, когда тебе нужно из чего-либо выбирать, выбирай то, что полезно для тебя в данный момент. Например, сослуживцы предлагаю пойти в пиццерию, а тебе нужно в бассейн. Выбирай бассейн, потому что, во-первых,

это полезно для фигуры, это то, что тебе нужно прямо сейчас, во-вторых, ты же не удержишься, и съешь этот пресловутый кусок пиццы. А тебе это надо? Расставляй приоритеты.

14. Воспринимай то, что с тобой происходит, как перемены к лучшему. Смотри вперед позитивно, с широко распахнутыми глазами, улыбайся и радуйся, даже если тебе сложно. Ни на минуту не позволяй себе думать, что ты не справишься. Справишься! Это только вначале будет сложно, а потом привыкнешь.

15. Способ, который работает на 100%. Рассказать всем, особенно тем, кто сплетничает, что ты выстраиваешь систему, и собираешься похудеть. Прямо до цифр, когда и на сколько. И тогда, у тебя точно не будет выбора, ты же не сможешь ударить в грязь лицом, а то все будут над тобой насмехаться. А ты же не можешь себе это позволить. Так ведь?

«Правильно организовать свое время и все успеть – это искусство! Зашла в интернет и не заметила, как полдня прошло, а ничего потом не успеваешь сделать».

Людмила, на просторах Интернета

2013 © Елена Ушакова

Сегодня заданий не будет, надеюсь, ты уже готова начать этот путь. У тебя есть цель, есть конкретные шаги, ты достаточно мотивирована. Подготовлена. И самое главное, есть огромное желание изменить свою жизнь, изменить к лучшему, не как иначе. А в заключение размышление на тему...

О мотивации...

Самый целеустремлённый человек — это тот, который очень хочет в туалет. Все преграды кажутся несущественными.
Согласитесь, смешно слышать фразы типа:
Я описался, потому что:
— не было времени сходить в туалет.
— я был слишком уставший.
— потерял надежду. Я не верил, что смогу добежать.
— ну конечно. Он-то добежал. У него ноги, вон какие, длинные.
— я слишком глуп, чтобы это сделать.
— я уже 5 раз описывался. У меня никогда не получится добежать.
— это явно не для меня.
— я постучался в туалет — но мне не открыли.
— мне не хватило мотивации.
— у меня была депрессия.
— у меня нет денег, я не могу себе этого позволить!
— решил сходить завтра
Часто ли ты идёшь к цели, как будто бежите к туалету?

Рассказывает Анечка.

«Привет! Моя история о мотивации. Это было несколько лет назад. Я работала в коллективе, где практически все курили. Мысли о том, что нужно бросать курить периодически возникали у меня, и связаны были они лишь с тем, что курение портит "шкурку", т. е. лицо! Общее свое здоровье, легкие, зубы меня волновали, конечно, но лицо-то всегда на виду!!! И мы с коллегами периодически на эти темы беседовали. У меня уже была на тот момент книга Аллена Карра "ЛЕГКИЙ СПОСОБ БРОСИТЬ КУРИТЬ", но до нее все "не доходили руки". И вот моя коллега просит у меня книжку (раз я все равно ее не читаю), прочитывает ее, приходит после выходных на работу и сообщает, что больше НЕ КУРИТ!!! Я в шоке. Так просто, прочитал и бросил курить?! Была задана куча вопросов: а как читала? а в какой момент перестала хотеть курить? а правда - ли тебя не тянет, когда мы все тут курим? и т.д., и т. п... В итоге выяснила, что книгу лучше читать без больших промежутков во времени - лучше за раз. Все, сказано - сделано, в выходной сажусь и читаю. Я прекрасно понимала, что НЛП не на всех действует, но я очень старалась и надеялась, что на меня тоже повлияет это "благостное" воздействие. В результате, к двум часам ночи (а мне завтра на работу) повествование А. Карра подходит к концу, я жду великого момента, когда мне "опротивят" сигареты. Дочитываю до последней главы "РИТУАЛ ПОСЛЕДНЕЙ СИГАРЕТЫ", где он просит читателя закурить и, судя по тексту мне должно стать противно... И вот тут у меня начинается истерика- А МНЕ СОВСЕМ НЕ ПРОТИВНО!!! А я бы вторую от первой прикурила!!! ГДЕ ОБЕЩАННЫЙ " ЛЕГКИЙ" ЭФФЕКТ?! Столько ожиданий,

2013 © Елена Ушакова

надежд... Истерика была натуральной и очень бурной. "Я что, хуже Ленки?!" "У нее получилось, а у меня - НЕТ!?" " И КАК Я ПРИДУ НА РАБОТУ? КУРЯЩАЯ!?" " И что, Ленка теперь будет здоровая и некурящая - А Я!?" В общем "накрутила" я себя конкретно, схватила пачку сигарет, смяла и швырнула в форточку! Итог - не курю 4 года. Первые полгода давались тяжело, а потом все - нормальный некурящий человек. Гордилась собой и уважала, т.к. Я САМА это сделала! Делаю вывод, мотивация (или собственный характер) штука интересная - вот собственное здоровье не мотивировало, а Ленкино - еще как!»

КИТ 2. Диетология.

Постройнеть без усилий реально? ДА!

Сегодня мы с тобой начнем, пожалуй, с самого главного, что нам нужно изменить — это пищевые привычки. Ни для кого не секрет, да и для тебя, я думаю тоже, что фраза: «Хочешь похудеть — меньше жри», работает. Правда никто не говорит, как. Как это «меньше жри», это же значит ходить голодной, отказаться от вкусняшек и ужинов. «Я не справлюсь», - думаешь, ты, и откладываешь все до лучших времен. Я тебе расскажу, что нужно сделать, чтобы процесс, изменения привычек прошел максимально легко и просто.

Глава 1. Сидеть на диетах ЗАПРЕЩЕНО!!!

Моя жена стала ходить к диетологу и за два месяца сбросила 300 долларов. (Роберт Орбен)

Первое и самое, пожалуй, важное, что ты должна запомнить — это то, что сидеть на диетах запрещено. Нас зомбируют, нам вливают в уши, что можно быстро за 3-4 дня, за неделю, привести себя в форму. И началось... разводилово на деньги. Тебя убеждают, что нужно пить зеленый кофе, чаи для похудения, БАДы принимать, что-то там еще. Но вспомни, я тебе уже говорила, волшебной таблетки не существует. Существуют принципы пищевого поведения и рациональное питание. Все! Если ты усвоишь их и внедришь в свою жизнь, считай, что 50% результата у тебя уже в руках.

Согласись, всем известно, что проще поддерживать порядок в доме, чем каждую неделю генералить квартиру. С пищевыми привычками то же самое. Необходимо один раз настроить организм, чтобы потом всю оставшуюся жизнь, поддерживать себя в нужной форме.

У меня сейчас гостит мама, и вот какая история произошла. Мы садимся ужинать, а она мне говорит: «Ой, куда ты мне столько много положила, я столько не съем», хотя по мне, я ей положила не очень и много, всего грамм двести. Но она за свои последние 10-15 лет, так перестроилась на правильный образ жизни, что теперь то, что раньше казалось, нужным, стало совсем не нужно, ее стиль жизни просто не позволяет ей питаться или вести себя по-другому. Представляешь? Если тебе интересно то, ее историю я расскажу в конце этой части.

Так вот, сначала ты на этих принципах худеешь, потому что эти принципы, скорее всего, отличаются от тех принципов, которым ты следуешь сейчас, а потом уже всю оставшуюся жизнь себя поддерживаешь. И не нужны никакие диеты, ничего. Приступим? Приступим.

Принцип № 1. Обязательное 5-6 разовое питание, то есть три основных приема пищи и 2-3 перекуса. Основным приемом пищи должен быть завтрак, далее, по убывающей, обед и ужин.

Завтрак съешь сам, обед раздели с другом, ужин отдай врагу! - Ничего нового, прописные истины, но это очень важно.

> АУ!!! Врагов своих зову.
> Всех приглашаю на обед и ужин.
> (На завтраки и воду перейду),
> Не потому что добрая, так нужно.
> С сайта http://www.inpearls.ru/

Еда должна попадать к нам в организм каждые 2-3 часа, например:

8.00 завтрак

11.00 перекус

14.00 обед

17.00 перекус

20.00 ужин

22.00 перекус (для тех, кто ложиться спать за полночь)

Вся проблема в том, что ты, скорее всего работающая и тебе сложно питаться с таким графиком. И я уже слышу все твои отговорки:

— заработалась, забыла

— не успела

— да не буду я с собой носить

— проспала, не позавтракала

— я привыкла так кушать

... целый день голодная, вечером пришла, нажралась (у меня просто другого слова даже нет), - от этого все проблемы!!! Вот где корень зла!!! Калорийные, поздние ужины — главная причина отложения жиров. Все не правильно. Надо наоборот: плотно позавтракать, менее калорийно пообедать и в легкую поужинать. Овощи, нежирный кефир, фрукты, рыбка нежирная, творожок — вот это идеальный ужин. Салаты, овощные, без майонеза, естественно. И еще не забыть про перекусы. Если перед сном очень-очень захотелось перекусить, съешь яблоко, морковку, выпей минеральной воды, заполни желудок чем-нибудь низкокалорийным, безуглеводным и не жирным. Прям, жесткое табу на: сливочное масло, колбасы, мясо, жареную картошку, орехи, икру, сладости и булочки. Помнишь про человека, который хотел в туалет. Он бы никогда не сказал:

- заработался, забыл

- не успел

- проспал

- я так привык.

Смешно, да? Вот и здесь, это надо принять как данность. И по максимуму этому следовать.

Принцип № 2. Порции основных приемов пищи не должны превышать 200 грамм. Лучшее, что ты можешь для себя сделать, это оставить свой лишний вес в кастрюле. Для этого тебе нужно купить кухонные электронные весы. Да, именно так, все эти отговорки, да я на глаз, да я примерно, не работают. 100% переешь. Только 200 грамм, и только взвешенная на весах порция. Здесь есть одна хитрость. 200 грамм салата — это очень много!!! Проверь. Замени калорийность объемом.

Убери из рациона приправы – они возбуждают аппетит. Кроме того, не забывай, что между возрастом и потребностью в еде прямо пропорциональная связь. Проще говоря, чем ты старше становишься, тем меньше еды тебе нужно. Вот, почему я говорю, что держать себя в руках, нужно учиться еще до того, как тебе исполнилось 30 лет. Ты привыкла, есть столько, сколько хочется, и у тебя все сгорает, без остатка, ну или почти без остатка. А тут, бац, и тридцатник (это в среднем, у всех может быть по-разному), и все. Есть привыкла много, а нужно уже мало. Ты съедаешь столько же, а потребности в этом нет. И что выходит? С каждым своим новым кольцом на спиле дерева, ты все больше и больше переедаешь. Вопрос. А что же делать? Привыкать есть мало. Эта замечательная привычка избавит тебя от кучи проблем.

«Держи живот в голоде — и будешь здоров».

Суворов А.В.

«Есть я хочу всегда. Просто привыкла не обращать внимания на это».

Майя Плисецкая

Принцип № 3. Обязательно пей воду. Пить нужно самую обычную питьевую воду. Лучше оттаявшую, но это для многих роскошь, поэтому ограничимся просто питьевой водой. Здесь я не буду в подробностях писать, как правильно пить воду и какую, об этом, если тебе интересно, можно прочитать в следующей главе, там все подробно написано.

Принцип № 4. Наслаждайся едой! Сделай из приема пищи — церемонию, получай удовольствие, ешь медленно, не торопясь, малюсенькими кусочками. Вся штука в чем, ты получаешь наслаждение во время жевания, а не глотания. К тому же хорошо пережеванная пища хорошо усваивается. Поэтому жевать нужно долго. Представь себе, что ты в блендер, напихала целиковые продукты, ну или может быть разрезала, но напополам. Как среагирует твой кухонный помощник? Ладно, если не сломается. А теперь, представь, что ты это каждый день делаешь со своим желудком. Как думаешь, когда он сломается, завтра? Или через месяц? Тебе оно надо?

А самое страшное знаешь что? Не пережеванная пища не проходит дальше, туда, куда ей положено. Она задерживается в желудке, из-за нее, страдает микрофлора, а от этого, умирают механизмы, которые нейтрализуют яд в нашем организме.

Еще один плюс к медленному пережевыванию. Чем быстрее ты ешь, тем медленнее сигналы о насыщении доходят до твоего мозга, и именно поэтому ты съедаешь, гораздо больше, чем нужно. Мозг не успевает понять, что ты наелась. Я не призываю тебя кушать йогурт вилкой, но замедлиться однозначно нужно. Чем меньше ложка — тем лучше.

Если ты немного не доел — ты наелся, если наелся — ты переел, а если переел — то обожрался.

китайская пословица

Принцип № 5. Ешь малокалорийные продукты. Молоко, фрукты, зелень, овощи, рыба, постная говядина, кура, творог не жирный. Они снижают вес. Кроме того они содержат много витаминов и микроэлементов. Наша страна отстает от всего мира по потреблению овощей и фруктов (странно, да? У нас есть возможность выращивать, а мы ее не пользуемся) в 5-8 раз. И какой результат? Гиповитаминоз, нарушение обмена веществ, отложение жиров. Вывод? Читай этикетки и покупай овощи. На этикетках всегда написана калорийность продукта.

Поговорим о картошке. Она содержит очень большое количество углеводов, но менее калорийна чем, крупы и макароны. Значит отварной! лучше в мундире, не жареный картофель – это хороший гарнир. Не каждый день, естественно. Но 1-2 раза в неделю – хорошо. Надо ли делать акцент на том, что витамины и микроэлементы, наиболее полезны и легче усваиваются именно из фруктов и овощей. Правда, ближе к весне они теряют часть своих полезных свойств, вот тогда на помощь приходят витамины в таблетках, но это не наша тема. Замороженные овощи теряют около 10% витаминов в неделю. Консервирование убивает около 50%.

Поговорим о молочке. Всегда смотрите на этикетку. Обычный йогурт может быть калорийнее кефира в 100!!! раз. Учитывай это при покупке молочных продуктов. Так же не покупай обезжиренные молочные продукты – это вообще деньги, выброшенные на ветер. Вся штука в том, что бы не совмещать жир с сахаром, поэтому при покупке кисломолочных продуктов, отдавайте предпочтение продуктам без добавок, но маложирные, а не обезжиренные.

Еще одна фишка, низкокалорийные продукты всегда дешевле своих высококалорийных собратьев. А это значит, можно существенно сократить свой бюджет, при сохранении фигуры и здоровья, потому что расходы на покупку лекарств так же сократятся.

Принцип № 6. Следует ограничить употребление сахара и соли. Потому что соль задерживает жидкость, а когда ты начинаешь пить большое количество воды, то и большее количество воды задержится в организме. А значит, ты не похудеешь, а наоборот, прибавишь пару лишних килограмм, появиться отечность. Если сегодня ты ограничишь употребление соли, то через два дня ты похудеешь сразу на два-три килограмма. (При условии полного исключения соли из рациона). Просто за счет застоя лишней жидкости в организме.

Поэтому во время похудения, в особенности, в первые недели, лучше всего совсем отказаться от соли. Причем исключить не только обычную соль, но и скрытую соль. Ты знаешь, что такое скрытая соль? Скрытая соль - это соль, которая содержится в готовых продуктах: колбасы, сыры, сосиски, закрутки, готовые салаты. Она выступает в роли консерванта, для увеличения срока годности, и содержится в очень большом количестве. Употребляя такую соль, мы себя консервируем, и совсем не на молодость, а на накопление шлаков, продуктов распада, жиров.

А сахар – это вообще сладкая смерть. Он на 99,9% состоит из углеводов, быстро всасывается, и тут же превращается в жир. Пойми, нашему организму не нужны подсластители – это наша психология требует. Но об этом мы поговорим попозже.

Принцип № 7. Лучшее, что ты можешь для себя сделать - это разжечь чувство голода. Что это значит? Это означает, что как только ты проголодалась, не нужно бежать к столу и есть. Растяни время, выпей воды. Именно в это время идет самое интенсивное сжигание жиров. Если ты забыла что такое чувство голода, скорей вспоминай, потому что это может говорить только о том, ты всегда переедаешь. У тебя организм не успевает сжечь весь запас энергии и жира, а ты ему уже новую порцию запихиваешь. Зачем? Эволюция пошла нам не впрок. Мы стали переедать. Начав, рационально и малокалорийно питаться, ты заметишь, что организм наедается и совсем маленькими порциями. Ты проголодалась? Радуйся! Процесс пошел. Только пойми меня правильно, ты должна почувствовать легкий голод, не нужно объявлять себе голодовку, а то вместо эффекта сжигания жиров, ты получишь совершенно обратный эффект. Эффект накопления. Не экспериментируй. Легкий голод – лучший способ сжечь излишки жира.

Принцип № 7. Захотела есть – упала, отжалась!!! Я, конечно, шучу, но физические упражнения заметно снижают аппетит, да к тому, же еще и сжигают калории. Захотела есть – пошла гладить белье. Или, например, пылесосить, или гулять с ребенком пошла. Таким образом, ты высвободишь энергию, которую накопила, съев, например, завтрак. А обед пойдет не в жир, а туда, куда ему и нужно пойти, в энергию. Определи сама то, чем тебе хочется заниматься. Вариантов много.

Но, соблюдай одно правило: пульс должен составлять 75-85% от возрастного норматива, который определяется по формуле: 220 – твой возраст. Например, для меня – это: от 141 до 160 ударов в минуту. (220-32)*75% и (220-32)*85%. Не упускай ни одной возможности для физической нагрузки, перестань пользоваться лифтом, ходи на работу пешком (если это шаговая доступность 3-5 км).

Я, например, так с мужем познакомилась. Ходила на работу и он ходил на работу пешком. А теперь уже наш малыш скоро пойдет пешком. До работы у меня было 4 км с небольшим, я за 30 минут доходила быстрым шагом. Хотя это целых две остановки на метро.

Ты можешь ходить, можешь бегать, можешь кататься на роликах, можешь ходить на танцы, можешь ездить в лес гулять, в парки, можешь дома делать дела, а можешь делать все вместе. Самое главное, не останавливай, не останавливайся ни на минутку. Если твой вес, очень большой, замени занятия спортом, на водные процедуры, бассейн (стояние у бортика, не считается), аквааэробика, прыжки в воду. Кстати, ты знаешь, что экстремальные виды спорта, очень активно сжигают калории. Выброс адреналина, который выбрасывается в кровь, во время таких занятий, сжигает, как правило, в три раза больше калорий, чем при занятиях обычными видами спорта. Подумай над этим.

Если ты переходишь на принципы рационального питания, то категорически нельзя:

1. Не есть после 18.00 (если только ты не ложишься в 20.00)

2. Полностью отказываться от мяса и рыбы. Белок – это строительный материал организма. При выборе мясо-рыба, я предпочитаю рыбу. Ее можно съесть кусок, а мясо можно только 60 грамм на раз.

3. Пить свежевыжатые соки каждый день. Это прямой путь к диабету.

4. Использовать таблетки для похудения. Так же как и слабительные и мочегонные.

5. Есть у телевизора, за компьютером, за рабочим местом, на ходу, по пути. Как, правило, съедается больше и того, что не нужно.

6. Есть торты, пирожные, булки, пироги, пиццу, колбасы, сыры, консервы, сосиски, сливочное масло.
7. Пить алкоголь.
8. Забывать для чего ты это делаешь.
9. Лениться и вести пассивный образ жизни.
10. Забывать о том, что ты женщина, и у тебя есть маленькие слабости.

Знаю, знаю, ты сейчас заохаешь, а что же мне можно кушать…. Так вот, расписываю тебе примерное!!! меню на каждый день. Варианты возможны. Это есть, мне кажется, практически на каждом сайте о рациональном питании. Я считаю, что это правильно, и решила не выдумывать велосипед.

Понедельник. Рыбный день.
Каша (овсяная, гречневая, можно на нежирном молоке) – 150г.
Творог 1 – 4,5% жирности – 250г.
Суп (на овощном бульоне) – 250г
Хлеб ржаной – 40г
Рис отварной – 150г
Горбуша отварная – 150г
Салат из томатов, огурцов, зелени – 300г
Масло оливковое – 10г
Фрукты или ягоды – 200г

2013 © Елена Ушакова

Вторник. Мясной день.

Каша – 150г

Творожный десерт 4,5% - 250г

Суп – 250г

Овощное рагу – 200г

Телятина (говядина) отварная – 200г (это за день)

Салат овощной – 300г

Масло оливковое – 10г

Фрукты-ягоды – 200г

Среда. Яично-молочный день.

Каша – 100г

Творог 4,5% - 250г

Яйцо – 100г

Салат из огурцов и капусты – 300г

Масло оливковое – 10г

Сырники - 250г

Сметана – 250г

Фрукты – 200г

Четверг. Рыбный день.

Каша – 200г

Йогурт – 200г

Суп – 250г

Хлеб ржаной – 40г

Картофель – 200г

Горбуша отварная – 150г

Салат овощной – 300г

Пятница. Фруктовый день.
Бананы – 200г
Курага – 100г
Изюм или виноград – 100г
Финики – 100г
Апельсины – 100г
Яблоки – 100г
Йогурт – 250г

Суббота. Куриный день.
Каша – 150г
Творожный десерт – 100г
Яйцо – 50г
Банан – 100г.
Суп - 250г
Хлеб ржаной – 40г
Салат овощной – 300г.
Макароны – 200г
Кура отварная – 100г.
Сок персиковый – 200г

Воскресенье.

Проверка организма на слабоволие.
Можно есть все, но не объедаться.

Задание № 4

Напиши в свой «Дневник стройности», расписание приема пищи и перекусов, относительно своего графика, на неделю вперед. Подумай, какие продукты из запретных, ты сейчас кушаешь, выпиши их и напиши: «Строгое табу». Напиши те продукты, которые ты не кушаешь, но хочешь внедрить в свой рацион. Запиши их. Напиши: «Включить». Начинай с сегодняшнего дня пользоваться принципами. Если сложно, начинай с тех, которые для тебя легче, потом внедри все. Но по опыту могу сказать, что чем глубже в омут с головой, тем лучше результаты. Решай сама.

Встречаются две подруги. Одна жалуется:
- Я так растолстела! Мне постоянно хочется кушать, никак не могу остановиться.
Другая отвечает:
- А ты попробуй сесть на диету, сегодня - капустный листик, завтра - капустный листик, послезавтра - тоже. Скоро и есть, не захочется.
Встречаются подруги через месяц.
- Я смотрю, ты похудела! Моим советом воспользовалась?
- Ага...
- Ну, значит, есть тебе действительно больше не хочется?
- Есть не хочется. Жить - тоже.

Как я тебе обещала, история моей мамы:

После 40 лет, я стала быстро поправляться, но не замечала этого, меня все устраивало. Хотя знакомые говорили мне, что я поправилась. Но потом, я стала чувствовать себя плохо, стала быстро утомляться, и все время хотелось спать. Ко всему в придачу начало скакать давление.

Однажды я встала на весы и обомлела. Мой вес был 74 кг. это при моем росте всего 157 см. Я почувствовала себя коровой… и решила что, надо что-то делать. Ведь я до этого всегда была стройной. Я покупала чаи для похудания, но эффекта не было никакого, мой вес не уходил. А однажды мне на глаза попалась книга о чуде голодания. Я решила воспользоваться этими советами и голодать 1 раз в неделю. После голодания нельзя сразу наедаться, первое, что надо поесть это салат из овощей (капуста с морковью), а потом кушать что-то легкое, каши, овощи, понемногу и маленькими порциями. После 1-го голодания я похудела на 1,5 кг, конечно, меня это очень вдохновило, и я продолжала 1 раз в неделю голодать.

Это было невероятно трудно, да и возможно не совсем правильно. Я худела медленно, и не понимала, почему это так трудно. Все оказалось гораздо проще, чем я думала. Я открыла для себя правила рационального питания:

- есть чаще, но маленькими порциями

- ограничить соль,

- пить побольше воды

- ограничить сладкое и жирное.

Это стало привычным образом жизни, я похудела на 9 кг. Стала чувствовать себя гораздо легче, не скачет давление, у меня хорошее настроение. И уже более 10 лет, мой вес стабилен, я держу себя в этой форме и довольна, что в свое время приучила себя к такому питанию.

Глава 2. Вода, как много в этом слове.

Худеющие дамы в диет - ресторане:
- Официант, это не суп, а какая-то вода!
- Не какая-то, а кипяченая!

Не открою тебе секрет, что на 75% мы состоим из воды, поэтому во время похудения, да и не только, и в обычной жизни, и во время перехода на рациональное питание, нужно обязательно пить воду. И вообще, надо пить воду, потому, что вода это все, во всех наших клеточках содержится, и она переносит кислород, выводит жиры и шлаки.

Вода циркулирует по организму, она попала в кровь, в клеточки, она выполнила свою функцию, она перенесла кислород, она вывела шлаки и токсины, она должна всегда меняться и обновляться, потому, что мы ходим в туалет, мы потеем, она выводиться, поэтому мы должны постоянно пополнять ее запасы. Она не накапливается. Ты же регулярно меняешь масло в машине, потому что она начинает барахлить, если не менять масло. Так и с организмом, не обновляешь воду в организме, приведет к тому, что организм начнет барахлить.

Если уменьшить количество воды в организме всего на 1,5% - возникнет сильная жажда, ухудшиться самочувствие, появиться сонливость, и даже, могут замедлиться движения и начнет тошнить.

Если уменьшить количество воды в организме на 6-10% - возникает головная боль, одышка, исчезает слюноотделение, исчезает способность двигаться и логически мыслить.

Ты можешь себе такое представить?

При потере воды на 25% возникает смерть.

Расскажу случай, у меня плохое зрение и я регулярно хожу к офтальмологу, она моя постоянная клиентка и уже приятельница. На очередной осмотр, я пришла уставшая, с головной болью, у меня был большой проект, и я забывала, и поесть, и попить, и поспать (поспать я, кстати, забываю уже последние лет 7, но это так, отступление). Так вот. Она проводит свой обычный осмотр и говорит:

- Ничего не понимаю, ты, что воду перестала пить?

Я лихорадочно начала вспоминать, когда же я в последний раз пила воду и не могу вспомнить. Говорю:

- Да, а что?

- У тебя обезвоживание хрусталика глазного яблока!

А это же прямой путь к катаракте, представляешь!!! Это я, самостоятельно, довела себя до такого состояния. Оно мне надо было. После этого вопрос: пить или не пить, отпал сам собой. 50% заболеваний возникают из-за не правильного водно-соляного обмена. Это и отечность, и пониженное или повышенное давление крови, и сухость или жирность кожи, запоры, отложение жиров, целлюлит, повышение холестерина, инфаркт, инсульт, диабет, нарушение работы почек, печени, зрения, да и много еще и еще. Увидела себя? Бегом пить воду.

Дело в том, что вода, она сразу не усваивается, она усваивается в течение 10-20 минут, поэтому нужно соблюдать правила употребления воды. Ты будешь сейчас смеяться, правила, принципы, все у тебя в правилах. Но это важно. Если у тебя в голове будет четкая система, что можно, а что нельзя, то и справиться с новым стилем жизни, тебе будет гораздо проще. Согласись? Итак, вода:

1. Пить воду нужно за 20 минут до еды, или приблизительно через час, полтора. Понимаешь, какая штука, вода – это абсолютно не совместимый продукт. Не совместимый ни с чем!!! Отсюда такое правило.

2. Основную часть воды нужно выпить до обеда, таким образом ты сделаешь запас и не получишь отечность.

3. Пить нужно маленькими глоточками. Так тебе не будет противно первое время.

4. Соблюдай объем потребляемой жидкости. Количество выпитой воды в день должно соответствовать следующей формуле: 30мл. на 1 кг. веса. Посчитать просто: например, при моем весе 60 кг. мне нужно выпивать: 60*30= 1800 мл. воды в сутки.

5. Вода должна быть комнатной температуры. Ты мне сейчас скажешь, что я пью чай, ем супы – это же вода. Вода, да не та. Вода не усваивается из чаев, из соков, из напитков, нужно, пить обычную простую воду. Не кипяченую, можно пить фильтрованную воду, но не кипяченую, а лучше всего оттаявшую.

6. Если ты болеешь, или кормишь грудью, пьешь кофе или алкоголь, то количество выпиваемой воды нужно увеличить.

7. В жару, также нужно увеличить количество, выпиваемой воды.

Давай поговорим о видах воды. Ты уже поняла, что нужно пить воду самую простую и обычную. У меня часто спрашивают: «А вот я люблю пить Боржоми?» или «А я пью газированную». Разберем каждую по порядку.

Боржоми. Это вода, которая содержит много минералов и микроэлементов, она насыщает наш организм, то есть лечебная. Она как витамины. Но!!! витамины, ты, же не принимаешь круглый год, ты, же не пьешь их постоянно, потому что может возникнуть и гипервитаминоз, правильно? Так и боржоми, ее нельзя пить постоянно, потому что она лечебная, она насыщает наш организм, а потом мы должны отказаться от нее на какое-то время. Потом снова пить, а для того чтобы, утолить жажду, нам нужна обычная столовая вода. Нужна обычная чистая вода, чтобы наш организм был чистый светлый и здоровый, чтобы продукты распада выводились, чтобы электролиты (соли) правильно распространялись.

Далее. Существует миф о том, что если пить газированную воду, то якобы, пузырьки, которые в ней содержаться, они наполняют желудок и кушать не хочется. Здесь сразу две опасности, первое — это углекислый газ, которым наполняют воду, а второе — это то, что пузыри это объем, притом, пустой объем, ты заполнила желудок, но не накормила, и в следующий раз ты съешь больше, чем положено. И еще, эта вода, она, как правило, содержит подсластители и другие разные добавки. В результате, ты от этой воды, не только не напиваешься, а еще и больше пить хочешь. Тебе оно надо? Поэтому пей обычную питьевую воду. И не заморачивайся.

Еще хочу остановиться на одном аспекте. Помнишь, в школе мы изучали циркуляцию воды в природе, так и здесь, выпила воду, она у нас усвоилась, выполнила свою функцию и вывелась, разница только в том, что природа сама регулирует, когда дождь пойдет и насытит землю водой, а в случае с организмом мы сами ответственны за потребление воды. И сами должны выработать системное, я подчеркиваю системное потребление воды.

Самое простое и правильное, что ты можешь для себя сделать - это проснулась, выпила стакан воды! Уже хорошо, уже благо, запустила все метаболические процессы, запустила кишечник, проснулась, в конце концов. Пока умывалась, одевалась, туда-сюда, пока завтрак приготовила — уже минут 15-20 прошло, вода усвоилась, можно и завтракать. Возьмите себе за правило: Встала, не успела еще глаза проковырять, выпила стакан-два воды, желательно грамм 300-400. расскажу аленькую хитрость. Как сделать из воды, кислородный коктейль. Берешь два стакана, в один наливаешь воду. И начинаешь переливать ее из стакана в стакан. Сорок раз!!! Туда-сюда, туда-сюда. Во время этого ритуала, вода насыщается кислородом, и становиться целебной. Это избавит тебя от множества проблем. Поверь мне или не верь. Расскажу историю.

У одной моей клиентки, назовем ее Вера, появилась висячая родинка, не родинка, папилломка. Не секрет, что такие штуки появляются от сбоя в организме. Это был ее случай. Мы как раз с ней переходили на принципы рационального питания, и следующим шагом была вода. Она начала пить воду, как раз обогащенную кислородом. Переливала ее сорок раз и выпивала маленькими глоточками. И что ты думаешь, через две недели родинка пропала. Представляешь. Вот тебе и вода.

Задание № 5

Запиши себе в дневник на каждый день: выпивать с утра стакан воды.

- Для улучшения пищеварения я пью пиво, при низком давлении - красное вино, при повышенном - коньяк, при ангине - водку.
- А воду?
- Такой болезни у меня еще не было...

Глава 3. Огурчик с кефиром или селедка с молоком. Как правильно совмещать продукты.

У диетолога сидит женщина, он ей говорит: «Вам нельзя мяса и теста». Она отвечает: «Ой, доктор, а пельмени можно?» (Михаил Задорнов)

Ты когда-нибудь испытывала состояние, когда твой организм не устраивала пища, которую ты съела? Тогда ты понимаешь, что есть продукты, которые не совместимы между собой. Давай я расскажу тебе об этом, чтобы твое питание было не только приятным, но и полезным. Это уже не мои принципы и правила, а доктора Хей, который сформулировал их в 30-е годы прошлого века. Я изучила много разных источников и решила с ним согласиться. Поэтому сегодня я поделюсь с тобой этими принципами, потому что уверена в них.

В общем, все сводиться к тому, что фрукты надо есть отдельно и в натуральном виде. Исключить переработанные и рафинированные продукты. Не совмещать белки и углеводы, и, жиры и углеводы.

Правила совмещения продуктов:

Правило 1.

Не совмещай концентрированные белки (мясо, рыба, яйцо) с концентрированными углеводами (сахар, картофель, макароны, орехи, брюссельская капуста, тыква).

В наш желудок попадаю вещества (ферменты), которые расщепляют углеводы, белки и жиры, мы их получаем из печени, их поджелудочной железы, и от обмена веществ. Если мы будем кушать белки с углеводами, то ферменты, которые нужны для расщепления этих продуктов нейтрализуют друг друга, и соответственно: и белки не расщепятся и углеводы не усвоятся. Значит и в кишечник они попадут и неизмененном виде, они не будут правильно всасываться, значит, они в кишечнике будут откладываться абдоминальным жиром.

Абдоминальный жир — наиболее сложный и вредный вид жира, который высвобождается постоянно, откладывается на стенках кишечника и в полости живота, увеличивает риск сердечнососудистых заболеваний, развития диабета 2-го типа, ожирения. Сложен для выведения. Определить уровень абдоминального жира просто. Измерьте объем талии. Если у мужчин он более 90 см., а у женщин более 85 см., то уровень абдоминального жира у вас значительно превышен. Проверь, а у тебя как?

Поэтому:

1. Не запивай белковую еду ни водой, ни какими-либо другими напитками. Тем самым ты разбавляешь желудочный сок, и пища плохо усваивается.

2. Кушай мясо с овощами. Это самое лучшее сочетание, которое только можно придумать. Кроме исключений, естественно.

3. Белок усваивается 2-3 часа. Не ешь ничего после такого обеда, в течение этого времени. Иначе ты допустишь загноение продуктов и твоем желудке.

Правило 2

Не совмещай сложные углеводы (картофель, тыква, репа, макароны, хлеб, семечки, мука, сахар) и жиры.

Если есть жиры и углеводы, это, в общем-то, то из чего состоит большая часть тортиков, то только представь себе: 1 молекула такого совмещения дает 2 молекулы жира. То есть ты съела ма-а-аленький кусочек торта, грамм на 100, а он превратился в 200 грамм жира, круто? И еще неизвестно, сколько этого жира твоим организмом усвоиться. Может 50 грамм, а может и ничего.

Поэтому:

1. Отказывайся от тортиков. Я понимаю, что все мы люди и человеки, и у каждого есть свои слабости, но подумай, ведь можно найти альтернативу. Ну, уж если совсем невозможно хочется чего-то вредного, то, по крайней мере, поищи не масляный крем, а белковый.

2. Опять же не пей и не запивай эту еду. Рекомендации те же, что и в пункте выше.

3. Углеводы усваиваются быстро. Уже через 1-2 часа, и они усвоились, поэтому не кушай ничего в эти часы.

2013 © Елена Ушакова

Привило 3

Срочную подпитку организма осуществляй фруктами, а не конфетами.

Фрукты – это наилучший и быстрый источник сахара, который только могла придумать природа. Это 100% усвояемый продукт. Не надо придумывать велосипед. Хочешь сладкого – съешь фрукт.

Поэтому:

1. Ешь фрукты между основными приемами пищи.

2. Не ешь с фруктами конфеты, шоколад, сахар.

3. Фрукты усваиваются 30 минут. Поэтому подожди это время, прежде чем что-то съесть.

Смысл этой главы, если ты поймешь какие продукты с какими нельзя совмещать, то процесс похудания пойдет гораздо быстрее. Итак, в вкратце:

Не совмещаем:

- белки и углеводы

- молочные продукты ни с чем (про молочные продукты, я уже писала, если помнишь)

- жиры и углеводы

- фрукты

Чем же, кроме абдоминального жира, грозит плохая ферментация продуктов?

1. не переваренные или плохо переваренные жиры ведут к сердечнососудистым заболеваниям и избыточному весу;

2. не переваренные белки — к повышению температуры тела, к депрессии и раку;

3. не переваренные углеводы — причина аллергии, астмы и артритов.

Выкладываю тебе упрощенную таблицу совместимости продуктов, надеюсь, она облегчит твое понимание это не простой задачи.

Белки	Овощи	Углеводы
Таблица совместимости продуктов		
Белки	Овощи	Углеводы
	┌─Совместимые─┐ ┌─Совместимые─┐	
мясо	все некрахмалистые и умеренно крахмалистые овощи	крахмалы и сахара
рыба		хлеб и мучные изделия
яйца		крупы
грибы	все виды капусты	сахар и другие сладости
орехи	огурцы	торты и пирожные
семечки	петрушка	мед и варенье
бобовые	лук-порей и лук-перо	картофель
соя	чеснок	тыква
сыр	сладкий перец	зрелые бобы, кроме сои
молоко	редис	
	баклажаны	
▲└─────Несовместимые─────┘▲		

Еще несколько пунктов, на которых мне хотелось бы остановиться:

1. Ты должна понимать, что многие продукты, уже состоят из белков и углеводов, из углеводов и жиров. Не нужно от них отказываться. Если это продукт естественного происхождения, то и не

заморачивайся. Просто не подвергай его дополнительной переработке и все. А вот если ты придумала съесть жареную картошку с котлетой, вот это другое дело. Вряд ли ты получишь пользу от такого смешивания.

2. Нашему организму не нужна «быстрая» энергетическая подпитка. Сахар и сахаросодержащие продукты придумали люди. Но что мы при этом имеем. Представь. Для поддержания глюкозы в крови нам надо «х» количество сахара. Мы съели фрукт. Этот «х» пришел в норму. Мы тут же съели еще конфетку и чай с сахаром. «х» превратился в («х» + 1000 «х»). Вопрос. Куда денется эта тысяча, если «х» уже в норме? Правильно. В жир. Думаю что-то еще добавлять лишнее.

3. Но это еще не вся прелесть. Когда повышается сахар в крови, организму требуется много разных ферментов и гормонов, для того, чтобы стабилизировать сахар. (А ты думала, сахар ему нужен? Нет, он его считает врагом и начинает лихорадочно с ним бороться, поэтому вместо сладкого мира, ты получаешь холодную войну). Так вот, это все вместе подпитывает «не нужные» микроорганизмы и вызывает процесс брожения. Что совершенно не нужно нам с тобой. Так ведь?

Наверное – это основное, что я хотела тебе рассказать про продукты. Знаешь, эта такая большая тема, и

2013 © Елена Ушакова

рассказывать тебе сейчас об этом, обо всем подробно, не этично с моей стороны. У тебя, наверное, и так каша в голове. Почитай Приложение 1 в конце книги, может быть тебе что-нибудь оттуда и поможет. Возможно, об этом я напишу в следующей книге, но не сейчас. А сейчас задание.

Задание № 6

Выпиши те блюда, которые на 100% не соответствуют тем принципам, которые я выше описала. И напиши «Строгое табу». Напиши те вещи, которые тебе необходимо внедрить в свою жизнь. Напиши – «внедрить».

А в заключение анекдот:

Современные российские продукты: Тушенка со вкусом говядины; Молоко белого цвета с запахом настоящего; Птица, наверно, курица; Сахар почти сладкий; Мясо, похоже на свинину; Чай с минимальным добавлением соломы

Она:
- Я съела на ночь конфету. Скажи мне что-нибудь, чтобы я сгорела со стыда.
Он:
- Сгори со стыда, жирное чудовище!

Глава 4. А у меня сегодня тортик, оливье и шампанское или что такое соблазны…

Полная женщина спрашивает у врача:
- Неужели это так вредно - есть один раз в день?
- Конечно, если это длится с утра до вечера.

Ты сделала себе вызов и твердо решила, что через два месяца ты должна похудеть. На 10 -20-30 кг. И решила сделать все возможное и не возможное, чтобы достигнуть этой цели. Ты выбросила из холодильника ненужные продукты, пошла в тренажерный зал, начала пить воду, начала себя контролировать, начала себя наказывать.… А тут, появляются такие хорошие люди как сослуживцы, которые приносят печенюшки на перекус, либо тебя приглашают на день рождения, а там стол ломиться от яств: «Ну, что ты не ешь… это же все очень вкусно,… а для кого мы готовили». И у тебя появляется чувство вины, мысли «Да, ну, может быть все это бросить…», и так далее.

Итак, соблазны могут быть разными…

1) Дома
2) На работе
3) Праздники
4) ПМС

Давай по порядку разберемся, что же с этим делать:

Универсальный способ контролировать все соблазны – это четкая жесткая линия поведения: «Для меня это важно, если

2013 © Елена Ушакова

вы меня не поддерживаете, значит, вы меня, не любите (не уважаете, не понимаете)». Это сложно, но можно.

Дома.

Родным и близким нужно объяснить, что ты решила оздоровиться, можно не говорить, что ты решила похудеть, и объяснить, что это важно для тебя и чтобы для них это тоже стало важно. Можно попробовать подбить их под диету, но это уже перебор, но если кто-то это сделает, то вам еще и лучше. Но если нет, то уж тебе придется самой как-то расхлебывать это дело. Это знаешь, как в притче:

«Два человека. Один стоит на стуле, а другой внизу. Первый пытается втащить второго на стул, а второй пытается стащить первого со стула. Как думаешь, чья задача легче? Конечно у второго, потому что стащить вниз всегда проще, чем подняться. А ведь первый, наверняка, приложил кучу усилий для того, чтобы туда влезть. А второй поленился. У него была куча оправданий, чтобы этого не делать. Ты меня спросишь: «А какой смысл стоять на стуле?» Понимаешь, то, что видно со стула, не видно с пола. Вот и все».

Возьмем, к примеру, тебя, ты сейчас вкарабкалась на стул, а тебя будут пытаться все стащить с этого стула. И ты будешь со всеми так играть. Потому что ты хочешь стать выше, лучше и круче чем они. А они будут этому всячески сопротивляться. Потому что ты становишься такой классной, стройной, здоровой, ты самосовершенствуешься, а они, как были обжорами, так обжорами и остаются.

Так что держись на стуле и тихо пытайся всех туда затащить. Кстати втягивание человека на стул, это же физкультура, а она помогает сжигать жиры, а значит – полезно.

Похудеть - это титанический труд на самом деле, особенно первые два месяца, пока организм не перестроился. Вообще на эту систему нужно переводить всю свою семью тогда и все будут здоровые, стройные, классные и счастливые.

На работе.

А с сослуживцами другая история, как правило, так себя ведут тетки взрослые, которые, не хотят худеть, или не хотят прилагать никаких усилий, у которых карьера не идет, или еще что-то там. И поэтому любой перерыв в работе они тратят на чай с печенюшками.

Для начала можно попробовать объяснить им, что ты худеешь, но вдаваться в какие-то подробности не нужно, потому что они все равно будут смеяться над тобой. Говорить: «Тебе это не надо», что «Ты и так хорошо выглядишь», «Да зачем тебе все это надо». Здесь нужно просто гнуть свою линию, и все. И угощать полезными и вкусными перекусами, о которых я расскажу чуть позже. И пытаться перетащить на свою сторону. Заменять не правильные продукты, на правильные.

Одна моя клиентка рассказывала. Она перфекционистка и все время держит себя в форме. И соответственно перекусывает правильно и питается правильно. У нее всегда с собой обед в контейнере и пара-тройка перекусов. И каждый день в ее адрес летят слова:

— ой, опять эту вонючую рыбу притащила (вспомни, у тебя тоже такое было).

— ой, а что это у тебя... руккола... ой, опять ты выпендриваешься...

— да у тебя и так все хорошо, куда же еще лучше-то...

Задевает? Задевает. Что она делает? Она не обращает на них никакого внимания. Просто игнорирует. И ей наплевать на то, кто что про нее думает, кто, что про нее говорит. «А Васька слушает да ест».

Понимаешь, изначально еда не является вещью для удовольствия, она является энергетиком, к сожалению, в современном мире, произошла подмена понятий и многие еду ассоциируют с удовольствием. А у нас девчонок это ПМС... а... съел тортик — быстрые углеводы - и нам хорошо. Но не надо ставить еду во главе красного угла, и делать из нее что-то невероятное, это энергетик.

Мы едим, чтобы жить, а не живем, чтобы есть. И твое мышление уже пришло к этому, ты уже решила, и ты понимаешь, что нужно правильно питаться для того чтобы стать стройной здоровой счастливой, а вокруг тебя куча народа, которые все время пытаются тебя соблазнить на вредную еду. И тебе сложно донести до них, почему ты так себя ведешь. И поэтому возникают такие ситуации когда, тебя не понимают. Ты решила похудеть, а тебя не понимают, в данном случае нужна жесткая позиция, я худею, я оздоравливаюсь, и вы должны принять мою позицию, потому что вы меня уважаете. И любите, если это с родственниками.

Праздники.

Алкоголь запрещен во время похудения. Особенно первые два месяца, перехода, он:

1) задерживает воду в организме

2) тебе вообще просто плохо после него, это же только сначала хорошо, а потом — вертолеты, вертолеты

3) 1 молекула алкоголя, при неправильной подаче, превращается в 3, а то и 4 молекулы жира.

Как обычно все происходит, начинаешь по чуть-чуть, и а там вкусная еда, кажется, что ты можешь еще и еще... и переедаешь, и перепиваешь. Даже если не перепиваешь, то переедаешь на 100%!!! а утром оп... и лишние килограммы. Поэтому, чтобы избежать такого соблазна, как алкоголь нужно стараться не ходить на праздники в такой период.

Конечно, мы не застрахованы от застолья, но здесь опять, же нужна просто четкая позиция, на любом столе всегда есть такие вещи, которые не повредят фигуре. Ну, пусть они будут чуть-чуть вредные, пусть они не соответствуют совсем тем правилам, которым мы придерживаемся, но мы избежим лишних вопросов и сохраним свою позицию. Накладываем полную тарелку и сидим и растягиваем удовольствие на весь вечер, и тогда утром не будет мучительно больно от того что ты перепила, переела. И толстая, как слон.

У нас с друзьями летом есть традиция, в августе совпадает много праздников, и мы собираемся большой компанией, с палатками и кучей еды. Едим, пьем, отдыхаем, играем в волейбол на пляже, в общем, классно проводим время. Но в этом году, эта тусовка попала как раз на период, когда я худела... Ой, как же мне было сложно... Что я сделала? Я положила себе в тарелку кучу овощей, пару кусочков курицы, и практически не ела, все смотрят - тарелка полна, никто и не подкладывает, и нет лишних вопросов, все остались довольны, никто не обиделся. Здорово мы тогда отдохнули!!!

ПМС

Ой, наверное, самое сложно из всего что есть, на коллег, в общем-то, можно наплевать, с родственниками договориться, на праздники не ходить. А вот ПМС... С ним и не договоришься, и не наплюешь. Это хорошо, если ты его хорошо переносишь, а если нет. Я, например, превращаюсь в сомнамбулу, которая все время хочет есть и спать. А у тебя так же?

Давай разберемся, что ж е с этим можно сделать.

Если жуть как хочется сладкого.

Съешь ягоды, фрукты или сухофрукты – это те же шоколадки, только полезнее. Эти штуки содержат большое количество витаминов, антиоксидантов, укрепляют иммунитет и содержат клетчатку, которая быстро насыщает, и ты дольше чувствуешь себя сытой. Можно выпить стакан молока. Да-да, не удивляйся. Стакан молока содержит большое количество протеинов, которые подавляют желание съесть сладкое. Хитрость. Если запечь яблоко с большим количеством корицы, то будет вкус шарлотки, но при этом всего 90 килокалорий, вместо 360, как в пироге.

Если жуть как хочется жирного.

Съешь соевый сыр или Тофу, он низкокалорийный и нежирный. А еще можно приготовить десерт фруктов и соевого крема.

Если жуть как хочется соленого.

Съешь миндаль или банан.

Если жуть как хочется поспать.

ПОСПАТЬ...

Еще несколько рекомендаций:

Чтобы устоять перед соблазнами и не сорваться, необходимо:

- иногда баловать себя вкусной и вредной пищей. Если постоянно будешь отказывать себе в лакомствах, вероятность поддаться соблазнами возрастет на 50%. Просто вписывай свой «вкусный» рацион в ежедневные 1000 – 1200 калорий, убирая какие-либо другие продукты.

- изобретать новые вкусные и низкокалорийные блюда. Если ты начнешь фантазировать на кухне, ты получишь много новых впечатлений. Выискивай новые рецепты и делай их частью своего повседневного рациона. Тогда вкусно и полезно – станет девизом твоей кухни!!!

- еще одна хитрость. Можно лакомства кушать ма-а-аленькими кусочками, и ма-а-аленькой ложечкой. Так ты быстрее наешься и психологически тебе будет гораздо легче.

- попробуй договорить со всеми, чтобы не соблазняли тебя вкусной едой, как правило, люди с понимаем относятся к своим близким. И будут тебе помогать.

Резюме: у тебя должна быть четкая жесткая позиция. Ты — хочешь добиться результата, поэтому родственников ты привлекаешь к этому, если это невозможно сделать то, объясняешь, что для тебя это важно, чтобы они тебя поддержали, и не пытались стащить со стула вниз.

Сослуживцев просто игнорируешь, и держишь свою четкую позицию. И пытаешься заменить их вредные перекусы, на свои полезные. (На самом деле, я думаю, что они просто не знают, как можно вкусно перекусывать, ну нет у них фантазии, вот, и едят то, что самое простое, индустрия печенья, тортов и пирожков сейчас процветает).

А чтобы избежать застольев, старайся не приглашать гостей и не принимать приглашения на застолья. Это не всегда получиться, потому, что нельзя полностью себя изолировать от социума, воспринимай это как проверку на вшивость, справишься ты с этим или нет. Можно еще поощрить себя чем-нибудь, например, поставить себе условие, если я это сделаю, я сделаю себе подарок, а если я сорвусь, я сделаю то-то. И тогда ты точно достигнешь своей цели.

Вызов себе еще никто не отменял...

> Сяду ночью у кино, съем сосисок полкило,
> Наложу себе картошки и салатику немножко.
> С чаем пряники, конфеты -
> Пошли на фиг все диеты!

2013 © Елена Ушакова

Глава 5. Перекуси со вкусом. Лучшие рецепты от «шефа».

*Дайте мне, пожалуйста, самое низкокалорийное
блюдо и побольше, побольше!*

Вся проблема перекусов в чем? Как правило, у нас не хватает фантазии на правильные перекусы, и мы пичкаем себя всякими пирожками и печенюшками. Здесь я расскажу тебе, как можно вкусно и с пользой для здоровья перекусить и не навредить фигуре. Ты более или менее понимаешь, что можно кушать на завтрак, на обед и на ужин, а вот с перекусами сложнее. Первое что приходит в голову, когда ты думаешь о том, чтобы перекусить? - бутерброд, печенье, тортик! Ну, в лучшем случае йогурт. И все, на этом фантазия закончилась.

Я перерыла интернет и собрала разные виды перекусов, которые не повредят твоему здоровью. Итак.

Перекусы — вкусно, полезно и без вреда для фигуры.

- Кофе вареный из молотого, без сахара, сыр голландский

- Активия питьевая натуральная

- Пол- апельсина, кефир нежирный

- Брынза из коровьего молока, сок томатный

- Разнообразные смеси из сухофруктов — кураги, чернослива, изюма, яблок, фиников, сушеных бананов и т. п.

- Инжир с адыгейским сыром или нежирным творогом

- Яблочное пюре без сахара и галеты

- Нежирный йогурт с любыми фруктами

- Готовое желе с кусочками фруктов

- Сухое низкокалорийное печенье

- Леденцы

- Сырые овощи, сбрызнутые винным или яблочным уксусом

- Половинка печеной картофелины с обезжиренным творогом

- Галеты или зерновые хлебцы с обезжиренным творогом

- Семечки подсолнечника или тыквы

- Помидоры с домашним сыром

- 2 киви

- 5 столовых ложек сушеной вишни

- 1 низкокалорийный йогурт

- 21 миндальный орех

- 1 яблоко среднего размера, порезанное на кусочки, 2 чайных ложки арахиса

- 1 стакан молока

- 7 мультизерновых хлебцев

- 3 небольших морковки

- 3 овсяных печенья

Расскажу тебе про одно из самых замечательных открытий на свете. Знакомься - это Смузи. Это коктейль. Он и сытный и легкий одновременно, и к тому же он готовиться всего за пару минут.

Открою тебе два главных секрета про смузи.

1. Смузи лучше не пить, а есть, причем самой маленькой ложечкой, которая, только у тебя найдется. Идеально – чайной или десертной. Так ты получишь от этого густого напитка максимум удовольствия, незаметно усмирите аппетит, быстрее почувствуете насыщение и сохранить это приятное чувство дольше.

2. Смузи вовсе не обязательно использовать только для перекуса. Это отличный вариант и для завтрака и для обеда, и для ужина. На такой диете ты можешь потерять 2-3 кг уже за одну неделю. Отличный вариант для разгрузочного дня. Принцип действия – один смузи равен одному приему пищи (всего их в течение дня может быть 3-5). Или же ты обедаешь, как обычно, а остальные приемы пищи заменяешь смузи. Тут уж возможны варианты.

В итоге организм не только избавится от лишнего количества жира и токсинов, но и подзарядится необходимыми витаминами и полезными веществами из фруктов и овощей.

Кстати, главный плюс смузи – в нем можно сочетать полезное и вкусное без ущерба для конечного результата.

Так что смело сыпь при случае льняные семечки, пшеничные проростки, зеленые листья шпината, ломтики сельдерея и прочую не самую приятную на вкус, зато супероздоровительную снедь – в комбинации с твоим любимым томатным соком или ягодами они наверняка пойдут на ура.

Что туда можно класть?

- чем больше замороженных фруктов/ягод, тем гуще получится смузи

- чтобы вкус получился богатым, смешивай кислые и сладкие виды фруктов

- льняные семечки – отличный источник клетчатки и ценных антиоксидантов, при этом они никак не влияют на вкус, поэтому можно использовать их в любом рецепте

- вместо натурального йогурта (без добавок и консервантов) отлично подойдет кефир

- апельсиновый сок можно заменить 100% ананасовым, гранатовым или виноградным

- банан смогут заменить сочные персики, манго и ломтики ананаса

- готовый смузи хорошо украсить горстью орешков – грецких, миндальных или бразильских

Рецепты смузи-завтраков:

Смузи: Клубника + банан

Кол-во порций: 2

1/2 банана
4-6 замороженных ягод клубники
1/2 ст. нежирного йогурта без добавок (творога)
1/2 или 1 ст. апельсинового сока
1 ст. л. льняных семечек

Смузи: Ягоды + апельсин + йогурт

Кол-во порций: 2

3 горсти черники (или черной смородины)
1 ст. апельсинового или ананасового сока
250 гр. нежирного йогурта без добавок (творога)
1 ч.л. дикого меда

Смузи: Молоко + клубника + ростки пшеницы

Кол-во порций: 2

1 ст. нежирного молока (можно миндального) или кефира
4 ст.л. нежирного йогурта без добавок (творога)
3-5 ягод клубники
2 ч.л. пшеничных проростков
2 ч.л. дикого меда

Рецепты смузи-ланчей

Смузи: Груша + шпинат

Кол-во порций: 2

2 спелые груши (вырезать сердцевинки и порезать)
2 ст. листьев свежего шпината

Смузи: Морковь + абрикос

Кол-во порций: 2

6 абрикосин (без косточек, ломтиками)
175 г манго, ломтиками
300 мл морковного сока
2 ст. л. меда

Смузи: Апельсин + брокколи + шпинат + яблоко

Кол-во порций: 2

1 большая морковка, ломтиками
4 соцветия брокколи
240 мл апельсинового сока
75 г свежего шпината
1 яблоко, ломтиками
2 апельсина, ломтиками

Рецепты смузи-обедов

Смузи: Морковь + лайм

Кол-во порций: 2

1 большая морковка, ломтиками
240 мл морковного сока
240 мл нежирной сметаны
½ лайма, очистить и порезать кубиками
соль и перец по вкусу

Смузи: Огурец + перец + лук

Кол-во порций: 2

1 ст. томатного сока
½ перца (острого кайенского или сладкого), ломтиками
100 гр. огурца, порезать
1 ч.л. лимонного сока
1 ч.л. зеленого лука (нашинковать)
1 ч.л. соевого соуса, соль и перец (по вкусу)

Смузи: Петрушка + груша

Кол-во порций: 2

4 груши (вырезать сердцевину и порезать на четвертинки)
25 гр. свежей петрушки
300 мл воды

Рецепты смузи-ужинов

Смузи: Помидор + огурец + сельдерей

Кол-во порций: 2

240 мл натурального йогурта
1 крупный огурец (ломтиками, без семечек)
1 крупный помидор
1 стебель сельдерея (ломтиками)
1 ст.л лука (нашинковать)
соль, перец, соус табаско (по вкусу)

Смузи: Кресс-салат + киви + виноград

Кол-во порций: 2

2 киви (очистить и разрезать на четвертинки)
85 гр. кресс-салата
150 гр. винограда (зеленый сорт)
180 мл натурального йогурта
2-4 ч.л. меда (по вкусу)

Смузи: Банан + морковь

Кол-во порций: 2

1 банан
1 ст. яблочного сока
1-2 ст. молодой морковки (ломтиками)
1 ст. нежирного натурального йогурта (без добавок)
Вкусных тебе перекусов!!!

Мы с тобой такие молодцы, мы закончили огромную тему, тему питания и пищевых привычек, надеюсь, кое-что прояснилось в твоей голове. Если вопросы все же остались, предлагаю тебе 1 час бесплатной консультации по скайпу или в живую, если ты живешь в славном городе Санкт-Петербурге или его окрестностях. Если тебе нужна бесплатная консультация... жми сюда:

http://dieta-online.justclick.ru/

KИТ 3. Физиология. Секрет идеального тела прост!

*Раньше я играл в футбол, хоккей, теннис....
Занимался шахматами и картингом.... Но все закончилось,
когда сын сломал компьютер...*

Сегодня мы с тобой начнем еще одну большую и важную тему. Тему активного образа жизни. Я расскажу тебе, почему нужно вставать раньше, какие упражнение нужно делать, как надо дышать и много еще разного и интересного. Итак, начнем.

Глава 1. 60 минут в день спасают от ожирения.

Как я не люблю этих жильцов с двенадцатого этажа! После них замучаешься ждать лифта, чтобы подняться на свой второй!

Коротенечкая глава будет. Для затравки.

Мы с тобой о мотивации уже поговорили, о питании поговорили, теперь мы будем подключать физиологию. Начинаем отлаживать систему активного образа жизни. Мало просто перестать жрать, нужно еще и что-то делать. Первое что я предлагаю - вставать на 1 час пораньше. Как правило, этот час можно потратить на зарядку, на бонусы, на дыхание, на какие-то другие вещи. Но я прекрасно понимаю, что на меня сейчас свалиться куча отговорок:

— а если я ленивая,

— а если я поздно ложусь,

— а я не хочу делать зарядку,

— а если я люблю все это делать вечером

— если бы я не уставала на работе

Если, если, если, НО ЕСЛИ ты хочешь добиться результата, то ты должна это делать. И самое простое, что ты можешь сделать, чтобы найти время на себя любимую, чтобы начать все воплощать в жизнь, это вставать на 1 час пораньше.

Потому что в этот час можно успеть очень многое! Можно побаловать себя в этот час, можно потратить на саморазвитие, очень круто можно посидеть и попить кофе в тишине и покое, пока все не проснулись, можно выйти на работу пораньше и прогуляться одну остановку, да все что угодно, на что фантазии хватит.

Настроение всегда улучшается, когда у тебя с утра есть время. Когда ты не бежишь на работу как сумасшедшая, потому что ты опоздала, ты проспала, нужно безумно быстро собираться, ты один глаз накрасила, а один как есть. А тут есть целый час, чтобы спокойно с воодушевлением, с улыбкой, помедитировать. Вот у меня там дальше, есть глава: «Волшебные слова для волшебной жизни». Ты успеешь сделать все утренние дела, этот час просто необходим, если ты хочешь стать стройной и здоровой раз и навсегда и жить без стресса и невроза.

Это не сложно, это трудно только первые два месяца. Потом это становиться стилем жизни. Ты будешь автоматически вставать раньше, автоматически делать зарядку, ты не будешь представлять свою жизнь без этого, это будет на уровне рефлексов. И жить будет легко, просто и замечательно. Это ж круто. Согласна?

Несколько бодрых советов о том, как научиться вставать раньше:

1. Планируй на утро важные дела. Пусть у тебя зудит в одном месте от мысли, что тебе нужно встать рано и сделать что-то.

2. Веди активный образ жизни. Есть прямая зависимость между тем, в какой ты форме и тем, сколько часов сна тебе нужно на восстановление. Так вот. Чем выше твоя физическая форма, тем меньше времени тебе нужно для того, чтобы восстановиться.

3. Ложись пораньше. Этот банальный совет работает на 100%. Человеку для того, чтобы выспаться достаточно 6-7 часов сна. Давай считать. Чтобы встать в 6.00, тебе нужно лечь в 23.00, по-моему, замечательный график. А если ты ляжешь в 22.00 то шансов не выспаться, у тебя просто не будет.

4. Еще один бонус тем, кто ложиться спать рано. Во сне с 22.00 до 0.00 вырабатывается гормон

молодости. Думаю это весомый аргумент для тех, кто хочет эту молодость сохранить.

5. Приучай себя вставать раньше постепенно. Не нужно ломать свой организм (у тебя сейчас и так много нагрузок). Вставай на этой неделе на 15 минут раньше обычного времени, на следующей неделе еще на 15 минут. И так, всего за месяц, ты получишь целый час бодрого утра.

6. Заведи себе безумный будильник и поставь его там, где ты не дотянешься. Подальше от кровати. Это нужно для того, чтобы у тебя была возможность встать, для того, чтобы его выключить. А если ты себя соскребла, то уже и полдела сделано. Осталось только разбудить)))

7. Как только ты встала, чтобы выключить безумный будильник, сразу выпей стакан воды, предварительно с вечера тебе его нужно поставить рядом с будильником. И тогда, ты скорее проснешься.

8. Попроси кого-нибудь из знакомых тебе звонить по утрам, и обменивайтесь положительными эмоциями. Сделайте друг другу комплимент, пожелания доброго дня. Что-то приятное. Пусть утро будет приятным. Тогда и весь день будет замечательным.

9. Попробуй сразу включить мозги. То есть, начни о чем-нибудь думать. Помнишь, я говорила о больших целях. Так вот, можно думать о ней, можно пытаться рифмовать слова. Все что угодно, лишь бы проснулся мозг.

10. Ну и наконец, улыбнись, потянись, порадуйся новому дню, подумай о том, как здорово, что у тебя есть еще один день для свершений. Это же замечательно. Ты здоровая, классная, счастливая, замечательная, умная, самая лучшая. Разве это не здорово? С добрым утром, милая!!!

Задание № 7

Начни вставать на 15 минут раньше своего обычного времени.

Невозможно – это всего лишь громкое слово, за которым прячутся маленькие люди. Им проще жить в привычном мире, чем найти в себе силы его изменить.
Невозможно – это не факт. Это всего лишь мнение.
Невозможно – это не приговор. Это вызов.
Невозможно – это шанс проверить себя.
Невозможно – это не навсегда.
© Мухаммед Али

Выложу тебе интересную история, которую нарыла в интернете, может быть она поможет тебе приучить себя вставать пораньше. Выкладываю частями, а то много больно.

Эксперимент над собой или зачем вставать в 5 утра?

28 апреля 2011 года.

В конце апреля у меня пришло осознание, словно как озарение - что мне скоро уже 25 лет, а я стою на месте. Я поняла, что мой образ дня меня не устраивает, и решила его пересмотреть. Вот к чему пришла: время после 21 часа у меня расходуется неэффективно - мозги к вечеру уже не так работоспособны, поэтому я просто тяну (как правило) время до 2 часов ночи: болтаем с девчатами, смотрю что-нибудь в социальных сетях и т.д.

В 2 часа ложусь, а встаю в 8 (особенно, когда клубы 100). В итоге сплю 6 часов, трудно встаю, постоянно прихожу или впритык, или опаздываю. Мне это уже надоело самой. Много раз я пыталась начать вставать в 6 утра, но больше, чем на 2-3 дня меня не хватало.

И я наконец-то нашла способ убедить собственный мозг использовать время эффективнее. Я поговорила с собой.

Сплю 6 часов, сон с 22 до 24 - сон красоты, самый эффективный. С 6 до 10 утра спит земля, поэтому в это время сложно вставать. Поэтому решила, что ложусь в 23 часа и встаю в 5 утра. Сначала для меня был такой "сбой в матрице" - я никогда даже не предполагала, что свой день

могу начинать в 5 утра. Как в это поверил мой мозг? Всё очень   просто:
 мозг поверил, потому, что это 6 часов сна.

И я перешла на такой режим. Первые два дня ложилась в 23.30 и вставала в 5.30. Глаза открывались только с баобабом. Сегодня третий день с моего решения и я встала в 5 утра. Ура!!!!!!!!! :-)

Наконец-то по утрам мне не надо уговаривать себя вставать. Я встаю очень легко, с вечера я себя программирую (чего раньше не делала), что утром я просыпаюсь выспавшаяся, довольная и счастливая.

И вот уже три дня я бегаю, потом на улице же делаю голосовые упражнения (чтобы сделать голос ниже) (очень сильная чистка чего-то или бронхов, или легких пошла, аж дышу полной грудью), делаю гимнастику для суставов. На всё уходит ровно час. Потом завтракаю. И время всего лишь седьмой час, а я уже полна энергии. И самое главное - я встречаю рассвет на улице. Это потрясающе!!! :-)

…

…

3 мая 2011 года.

На сегодняшний день я легко встаю в 5 утра, теперь мои утренние занятия длятся полтора часа, а мозги свежие-свежие. Самое главное - **у меня всегда отличное настроение**

2013 © Елена Ушакова

и **всегда хочется улыбаться**. И снова появилась **страсть к своему любимому делу.** Больше всего меня радует, что появилась ощущение **внутренней самодостаточности**. Ушла зависимость от окружающего мира, от его обстоятельств....

Как я могу лишить себя наслаждения начать день с любви к себе? А то обычно беготня куда-то, на ходу собираешь свои мысли. А теперь - порядок и гармония.

http://ajgul.blogspot.ru/

Глава 2. Целлюлит миф, реальность или от судьбы не убежишь.

Думаю, ты знаешь, что такое целлюлит и если у тебя такового нет, то ты о нем все равно слышала. Но я тебе еще раз напомню. Целлюлит — это измененная подкожно-жировая клетчатка, различают несколько степеней целлюлита от 1 до 4-ой. 1,2 степень ее не видно на поверхности, но она уже есть, в глубоких слоях кожи, и уже начинает беспокоить. С ней уже надо работать, я не говорю, что от нее надо избавляться, но профилактику нужно начать уже сейчас. А 3-4 степень - это всем известная апельсиновая корка, и с ней уже надо бороться.

Застойные явления чаще всего проявляются в области бедер и ягодиц, из-за отсутствия нормальной физической нагрузки и не правильного питания. Это заболевание тех, кто сидит и не только на стуле, но и на диете. Да-да, ты не ослышалась. И это еще одно доказательство того, что на диетах сидеть ЗАПРЕЩЕНО!!! Так же целлюлит обусловлен генетическим типом человека, его гормональной системой, состоянием лимфатической системы и стрессами.

Сейчас существует целая индустрия средств, которые должны помочь избавиться от целлюлита. Кстати, а у тебя есть целлюлит? Если нет, тогда давай поговорим о профилактике. Всего пару слов.

1. Переходи на рациональное питание

2. Пей воду

3. Веди активный образ жизни

4. Люби себя

Если у тебя нет серьезных проблем со здоровьем, то это все что тебе нужно. Честно.

Если же ты из ряда тех, у кого уже есть такая проблема, поговорим о том, что предлагает нам индустрия красоты и здоровья.

1. Крема, которые можно купить в магазине.

Важно понимать, что эффект от кремов может быть заметен, только спустя пару месяцев, после того, как ты начала их использовать. Прежде чем покупать посмотри на состав. Если в него входят: ретинол (витамин А), коллаген, экстракт зелёного чая, экстракт стручкового перца, масло ши и экстракт морских водорослей, то можешь смело покупать данный продукт. Даже если этот крем не избавит тебя от целлюлита, то качество твоей кожи – точно улучшит.

2. Спа-средства

Это безболезненно, легко, быстро и не так дорого и намного эффективнее, чем крема из магазина. Что сюда входит? Ну, основное, это, конечно же, обертывания. Эти процедуры приятны, полезны и эффективны. В сочетании с правильным массажем дают изумительный результат. Чего скрывать, это одна их самых популярных услуг в моем салоне. Из последних результатов, могу сказать, что за две недели работы с одной из клиенток, удалось убрать 4 см. в бедрах. Как ты думаешь – это круто? По-моему да.

Обертывания поддерживают уровень увлажненности кожи, делают ее более свежей и эластичной, способствуют выведению токсинов и продуктов распада. Мое недавнее открытие – травяное обертывание. Удивительная штука. Имеет мощный детокс эффект. И вместе с лимфодренажным массажем творит настоящие чудеса. Кроме него эффективны обертывания из глины и морских водорослей.

Хитрость. Если ты идешь на антицеллюлитный массаж, то попроси или закажи, чтобы сначала тебе сделали лимфодренаж. Это поможет тебе избежать некоторых проблем, да и эффект от такой совокупности массажей у тебя будет гораздо больше.

Гидромассаж.

Эффективно работает в сочетании: аромамассаж – гидромассаж – лимодренаж. И именно в такой последовательности. Аромамассаж подготовит кожу к расщеплению жиров, гидромассаж – разобьет жировые отложения – а лимфодренаж поможет продуктам распады выйти из организма. Работает достаточно хорошо. Эффект наступает примерно на седьмой процедуре. У всех по-разному.

Вакуумный массаж. Это жесткая терапия – направленная на улучшение микроциркуляции кожи. Это может быть обычный баночный или LPG-массаж. Данный массаж противопоказан при проблемах с ломкостью сосудов, при варикозе и близком расположении вен. По опыту могу сказать, что этот массаж не так эффективен, как ручной. Одна из моих клиенток так и сказала:

- Не пойду больше на LPG, денег много, а толку нет. Буду к тебе ходить.

3. Медицинские способы лечения.

Очень спорная тема для разговора, опишу вкратце методы, эффект и сомнения.

Метилксантины – это химические вещества: кофеин, теофиллин и аминофиллин. У них есть одна особенность, они разрушают жировые отложения. Они содержаться в кремах и лосьонах, но их концентрация там настолько мала, что не дает никакого результата. И поэтому врачи решили, что их можно вводить прямо в кожу. Но так как эффективность их не подтверждена никакими клиническими исследования, то и ответственность за результат лежит полностью на тебе. Хочешь ты этого или не хочешь.

Мезотерапия. История так же самая, поэтому повторятся, не буду.

Липосакция. Это уже хирургическое вмешательство, при котором убирается часть локального жира. Сразу скажу, не работает в отношении целлюлита. Кроме того, на месте выведения жира могут образовываться ямки, которые потом достаточно трудно убрать или почти невозможно.

В общем, ты, наверное, поняла, что я против медицинских методов избавления от целлюлита.

Понимаешь, какая штука, целлюлит – это проблема не только попы, это проблема всего организма в целом. И поэтому решение этой проблемы должно быть комплексным. Ты берешь те пункты, которые я писала в профилактике и добавляешь сюда, способы из второй части. Такой микс, даст хороший результат.

- Милая, а у тебя есть этот, как его, целлюлит?
- Да, отвечает жена, напрягаясь.
Муж (умиляясь):
- И всё-то у моей красавицы есть!

2013 © Елена Ушакова

Глава 3. Как правильно дышать, чтобы худеть.

Доктор говорит больному:
- Вы знаете, что глубокое дыхание убивает микробов и
очищает легкие?
- Разве? Но как их заставить глубоко дышать?

Когда я в группе ВКонтакте http://vk.com/public59545766 проводила опрос, это глава вызвала большой интерес, у 90% проголосовавших. Видимо, очень интересная тема, потому что об этом мало говориться в прессе, и в интернете, как-то не акцентируется внимание. Почти везде мусолиться тема, о правильном питании, о том, что надо делать зарядку, что надо вести здоровый образ жизни, и мало кто говорит о том, что при всем при этом еще надо и правильно дышать.

Далее я буду рассказывать о нескольких техниках дыхания, в каждой этой технике есть способы, и техники благодаря которым мы можем помочь себе похудеть. Это здорово, это важно, потому что работа комплексная, и соответственно, еще один метод дополнительный, такой как дыхание, может нам помочь привести нам к цели гораздо быстрее.

Есть методики, при которых нужно дышать утром, вот в тот час, который ты встала пораньше. Есть методики, при которых нужно дышать до и после еды. Надеюсь, ты выберешь для себя то, что тебе больше всего подходит.

Утро приносит наибольший положительный эффект, у тебя начинает просыпаться организм, помимо того что ты утром встала, выпила стакан воды, ты зарядила его влагой. Ты еще и наполнишь организм кислородом, запустишь метаболические процессы, и соответственно тебе будет легче целый день держать свою систему, которою ты выработала. Тебе будет проще противостоять стрессам, у тебя будет много энергии для свершения своих маленьких, а может быть и больших побед.

Хочу только сразу сказать, что одного дыхания мало, не забывай, пожалуйста – это лишь дополнительная возможность помочь своему организму похудеть, а не основная.

Одной из самых популярных и достаточно эффективных методик – является бодифлекс.

Отзывы о бодифлекс очень хорошие, эта система подходит тем, кто не имеет возможность ходить в тренажерный зал или фитнесс. Ее разработала Григ Чайлдерс. Эта уникальная женщина, мама троих детей, смогла вернуть себе 44-й размер, хотя была уже 56-го размера.

Бодифлекс – это аэробное дыхание плюс специальные позы. Дыхание насыщает организм кислородом, а позы способствуют укреплению мышц. Такая техника два в одном. Эффект от такой тренировки сравним с бегом или силовыми занятиями. Упражнения в этой системе разделены на три группы: изометрические, изотонические и растягивающие. В сочетании с аэробным дыханием (вдох через нос, а выдох через рот), позволяет повысить настроение, общего самочувствия, повысить жизненную энергию.

Минимум времени – максимум результата. Вот формула бодифлекса. Эта хитрая система работает не только с мышцами тела, но и с мышцами лица.

И как всегда правила.

Правило 1. заниматься необходимо каждый день. Только регулярные тренировки принесут нужный результат. Ты можешь делать упражнения в полсилы, самое главное – регулярно!!!

Правило 2. Заниматься нужно до еды. То есть только на пустой желудок. Идеальное время – это тот самый час, когда ты встала пораньше. Потрать его на занятие бодифлексом. Попробуй один раз, я думаю тебе понравиться.

Правило 3. Нельзя сочетать бодифлекс с диетами и голоданием. Но мы с тобой итак убедились в том, что диеты – это плохо. Здесь еще одно доказательство того, что необходимо просто рациональное питание, а не диета.

Все три простых правила и твоя жизнь наполниться новым дыханием. Для данной методики есть противопоказания. Учти это, при выборе этого метода. Если у тебя:

- тяжелые сердечнососудистые патологии

- повышенное внутричерепное давление, аневризма сосудов мозга

- в позвоночнике установлены импланты

- перенесенные операций на позвоночнике

- острые воспалительные и инфекционные заболевания (временное ограничение)

- опухолевые заболевания

- кровотечение (любой локализации)

- если ты беременна.

Я не буду полностью описывать всю технику и все упражнения, потому что об этот можно написать отдельную книгу. Остановлюсь только на основных моментах. Основной момент – это то, что тебе необходимо сначала освоить дыхание, а потом уже приступать к упражнениям. В дыхательной технике пять этапов, не изучив которые нельзя приступать к упражнениям. На освоение этого этапа обычно уходит 3-4 недели. Затем можно переходить к упражнениям.

В приложении № 2, я выложу статью, где будут расписаны все этапы дыхания и основные позы, если тебе интересно просто распечатай его и начни использовать уже завтра утром.

2013 © Елена Ушакова

А пока переходим к следующему виду дыхания.

Новое веяние в дыхательных техниках — оксисайз. Что это такое? Это тоже коротенькая ежедневная программа, на 15-20 минут, но результаты уже появляются через 7-10 дней регулярных занятий. Для занятий необходим стул. Так же как в бодифлексе, за основу берется диафрагменное дыхание.

Проверь, как ты дышишь. Положи правую руку на грудь, а левую на живот. Глубоко вдохни — выдохни. Что ты почувствовала? Втянулся живот на выдохе? Нет. Значит, ты дышишь не правильно.

Пока я пишу книгу, я все время возвращаюсь к одной и той же мысли.

Господь сказал: "Истинно говорю вам, если не обратитесь и не будете как дети, не войдете в Царство Небесное" (Матф.18:3)

Я не буду писать о моральной стороне вопроса, но будучи мамой двоих детей могу сказать следующее. Дети, встают рано. Дети питаются часто и по малу. Дети предпочитают простую пищу. Дети предпочитают еду без соли и сахара (если их не баловать, конечно). Дети ведут активный образ жизни. Дети дышат животом!!! то есть диафрагменным дыханием. Дети много пьют воду. Дети смотрят на жизнь позитивно. Дети часто улыбаются. Дети не держат зла.

Почему же мы забыли все это? Давайте будем как дети. Здоровы, счастливы и прекрасны.

Ну, это так пища для размышления, вернемся к дыханию. Оксисайз. Для этой методики существуют те же правила и те же противопоказания, что и для бодифлекса. Всю технику можно посмотреть и распечатать в Приложении № 3 в конце этой книги.

Холотропное дыхание.

Холотропное – в буквальном переводе означает «движение к целостному». Во время применения этой методики ты преобразишься и, распавшаяся на куски от стрессов, не правильно питания и дыхания, ты вернешь свою целостность. Это ли ни здорово?

Кроме всех достоинств, которым обладают предыдущие техники, холотропное дыхание обладает еще рядом преимуществ. Это:

- активизация скрытых резервов организма.

- раскрытие потенциала

- новое осознание своего «Я»

Понимаешь – это техника не просто связь дыхание-тело. Это техника дыхание – тело – сознание. Она сложнее, чем две предыдущие, но зато какой эффект!!!

В чем еще сложность – эта техника проводиться только в группах. И в одиночку ее не освоить. Даже, если ты хочешь ее проводить дома в паре, то тебе все равно придется сначала сходить на занятия, а потом уже осваивать ее дома. Но такой вариант не рекомендуется специалистами. Потому что методика по-настоящему очень эффективная и проводить ее лучше всего под наблюдением людей, которые занимаются ей уже не первый год.

Если тебе интересно, я думаю, тебе не составит труда найти нужную группу, в удобном для тебя месте.

Ну, и последняя техника, о которой я хочу тебе рассказать – э то ЦЗЯНЬФЭЙ.

Цзяньфэй – это китайская техника, в ней всего три упражнения, которые перевернут твою жизнь. Важным моментов в технике этого дыхания, является сосредоточенность на цели, освобождение мыслей от чепухи и 15-20 минут свободного времени.

Дословно эта методика переводиться, как «сбросить жир», а это же то, что нам с тобой нужно. Так ведь?

«Волна», «лягушка» и «лотос» - решают основные проблемы худеющих: подавляют чувство голода, снимают напряжение, нормализуют обмен веществ. Гарантированный результат даст регулярность и жгучее намерение похудеть. Уже через 2-3 месяца ты себя не узнаешь. Ты можешь начать с одного упражнения и по мере освоения внедрять второе и третье. Подробно упражнения расписаны в Приложении № 4

Мы с тобой рассмотрели основные виды и техники дыхания. Задание для тебя самое простое, выбери технику, которая тебе наиболее подходит, и начни ее применять прямо завтра. Удачи тебе!!! Свободного и легкого дыхания!!!

Искусственное дыхание может спасти жизнь в последнюю минуту, а правильное дыхание спасает нас каждую минуту жизни.

2013 © Елена Ушакова

Глава 4. Идеальное тело за 30 минут в день.

Очень толстая пациентка спрашивает у профессора:
- Скажите, доктор, какие упражнения полезны для похудения?
- Я рекомендую Вам поворачивать голову справа налево и слева направо ответил доктор.
- Как часто?
- Всякий раз, когда Вас угощают!

В этой главе, я расскажу, как поддерживать себя в хорошей форме каждый день, всего за 30 минут в день, даже не посещая тренажерный зал. Просто 30 минут в день, которые будут держать тебя в форме. Как раз те 30 минут, которые мы взяли из того часа, когда встала пораньше. Это вместе очень хорошо совмещается и работает, далее будут конкретные упражнения, которые обязательно нужно делать. Ты можешь выбрать для себя то, что больше всего нравиться и больше всего подходит. Но основные шаги следующие:

- разминка

- упражнения на пресс

- упражнения для груди

- упражнения для рук

- упражнения для бедер и ягодиц

Мы охватим все, и жирок на животе, и грудь, руки привести в форму, ну и конечно, бедра и ягодицы, то, что думаю практически всем очень нужно. Вся фишка в чем, это не обычная тренировка, а статичная. Я часто со своими клиентками обсуждаю варианты физических нагрузок и пришла к выводу, что для женщин лучше всего подходит не силовая, а статичная нагрузка. Она и мышцы не накачивает, и жир сжигает, порой даже лучше, чем силовая. Для тебя я подготовила всего десять упражнений, с которых ты уже сегодня можешь начать заниматься. Они просты в исполнении и требуют всего 30 минут свободного времени. Итак, поехали:

1. Тебе нужно разогреться самое простое и эффективное упражнение, которое быстро и качественно разогреет тебя – это прыжки на скакалке. Начинай с самого малого, если ты не подготовлена, прибавляя с каждым разом чуть-чуть. Доведи до 100 прыжков.

2. Для широчайших мышц спины. Наступить на цепь или веревку ногами, взяться руками за концы, наклониться вперед и, держа спину ровной с небольшим прогибом назад, тянуть эту цепь. Акцентировать внимание на напряжении «крыльев».

3. Для грудных мышц. Исходное положение – стоя. Вытянув вперед слегка согнутые руки, упереть ладонь в ладонь и давить друг на друга. Максимальное внимание – на грудные мускулы.

4.   Для бицепсов. Стоя, положить ладони на голову. Локти «смотрят» в стороны. Давить ладонями вниз на голову. Все внимание – на бицепсы.

5.   Для трицепсов. Стоя на коленях перед табуреткой, положить ребра сжатых в кулаки ладоней на табуретку, руки согнуты в локтях. Давить ребрами кулаков на табуретку. Акцент – на трицепсы.

6.   Для дельтовидных мышц. Стоя, сцепить руки в замок на уровне живота, ладони «смотрят» вверх. Пытаться разорвать замок движением локтей в стороны. Внимание – на плечи.

7.   Для брюшного пресса. Лежа на спине, ноги согнуты и широко расставлены, ступни – на полу. Оторвать плечи от пола, напрячь пресс и вытянутыми вперед руками максимально тянуться вперед. Внимание – напряжению брюшного пресса.

8.   Для косых мышц живота. Стоя, руки согнуты в локтях. Наклониться в одну сторону, потом – в другую. Акцентировать внимание на напряжении косых мускулов живота и «крыльев».

9.   Для мышц спины. Лечь на живот на полу. Ладони – на затылке. Прогнуться в поясничном отделе позвоночника спины. Внимание – на напряжении мускулов спины в поясничном отделе и ягодиц.

10. Для ног. Стать спиной к стене. Одна нога выдвинута вперед на расстояние длины ступни. Давить «задней» ногой в стену, потом поменять ноги местами. Сосредоточиться на напряжении квадрицепса и бицепса бедра.

Комплекс взят с сайта http://shas-live.com/

Работа над своим телом – творческий процесс. Создавая комплекс упражнений для дома, старайтесь не только следовать советам, но и слушать свое тело, замечать ощущения, делать определенные выводы.

Хорошим подспорьем в этом деле будет специальный ежедневник, где вы будете отмечать не только проделываемые изометрические упражнения, но и вносить в него другие полезные для последующих выводов сведения.

Добавь себе гибкости и сексуальности.

2013 © Елена Ушакова

КИТ 4. Психология.

Посмотри в зеркало и скажи: Привет! Стройная, Сияющая, Лучшая!

Глава 1. Все люди, как люди,... а я? Королева!

Худющая фотомодель на исповеди:
- Святой отец, я грешна в том, что несколько раз в день смотрюсь в зеркало и вижу, как я красива.
- Продолжайте, дитя мое. Это не грех. Это всего лишь заблуждение.

Очень важный аспект, в похудении — психология, потому что можно правильно питаться, можно правильно дышать, можно вести здоровый образ жизни, но не худеть, здесь ты можешь грешить только на то, что человек, не правильно себя осознает, ассоциирует, и не любит себя. А женщина должна себя любить, потому что когда ты себя не любит у тебя возникает много разных проблем, со здоровьем, с окружающими, с лишним весом, с личной жизнью. Зависимость, какая — я не люблю свое тело, я толстая, я не красивая, - и все больше и больше ты скрываешься за этой нелюбовью жиром.

Очень важно начать любить себя еще до того, как ты приведешь себя в форму, тогда, когда ты толстая, не красивая, и еще там какие-то моменты, которые тебе не нравиться. Потому что когда ты не любишь себя, ты делаешь на этом акцент, ты пытаешься что-то изменить, но тело не поддается. А когда ты себя любишь, и что-то делаешь для себя, тело, как правило, в ответ становиться очень благодарным и все получается очень хорошо, все процедуры, которые ты делаешь для достижения своей цели, ты не делаешь их как наказание, ты делаешь это во благо себя.

Несколько советов, как научиться себя любить:

1) Начни любить себя. Любовь сама по себе не явиться к тебе и не скажет: «Все, ты себя любишь». Начни не только думать о себе хорошо, но и делать свою жизнь, исходя из любви к себе.

2) Понять, что ты уникальна. Такой как ты больше не существует, со всеми недостатками и достоинствами, ты есть в этом мире. Ты здесь не просто так. Ты для чего-то нужна. Нужна именно такая, какая есть. Значит, и любить себя нужно именно такой.

3) Культивируй в себе любовь. Ведь есть что-то, что ты сейчас любишь в себе? Внушай себе, что и все остальное такое же классное.

4) Замени негатив – позитивом. Если ты взрывная, то ты эмоциональная. Если ты всех критикуешь – ты не боишься сказать

правду в лицо. Если ты трусиха – то тебе просто хорошо в своей зоне комфорта и все.

5) Начни улыбаться. Проснись – улыбнись. Не можешь, включи веселую песенку, настрой себя на хорошее настроение. Смотри на мир сквозь призму позитива.

6) Если есть недостатки, которые тебе совсем в себе не нравятся, прекрати себя жалеть и жаловаться. Избавься от них. Работай над собой. А кто сказал, что будет просто.

7) Постарайся вытащить всю свою женственность наружу. В нас изначально заложено столько мудрости, столько женственной энергии, что мы просто не можем быть плохими. Мы просто другие. Не нужно на себя взваливать мужские дела.

8) Помнишь, я писала о дневнике хотелок. Так вот. Обязательно каждый день исполняй пусть одно, пусть маленькое, но желание.

9) Помимо работы, вспомни, что дорого твоей душе. Когда ты последний раз делала то, что любишь. Петь? Рисовать? Писать стихи? Лет 100 назад? Срочно

уделяй минут 30 для себя, для своего хобби. Возможно, ты скоро сменишь свою работу.

10) Заботься о себе. Только ты знаешь, что для тебя хорошо. Делай это для себя. Не пытайся одновременно с маской для лица – делать уборку дома. Если ты сделаешь маску на лицо, маску на ручки и ножки, включишь музыку и 20 минут насладишься любовью к себе – это будет гораздо эффективнее, чем уборка по дому.

Люби себя, ты станешь чище, нежнее женственнее, у тебя появиться больше энергии, больше возможностей, в твоей жизни появятся новые люди, новые вещи. Тебе будет больше вести. Везение и удача станут неотъемлемой частью твоей жизни. Разве это не здорово!!!

Задание № 8

Напиши на листочке 10 твоих положительных качеств и 10 отрицательных. Замени отрицательные положительными. Посмотри, у тебя уже целых 20 положительных качеств. Повторяй это упражнение, пока у тебя не останется минусов.

Любить себя и не является эгоистом — есть наивысшая точка мудрости.
С сайта http://www.inpearls.ru/

Когда мы начинаем по-настоящему любить себя, автоматически пропадает желание критиковать других людей и обижаться. Исчезает тенденция принимать на свой счёт чужой негатив, посторонняя эмоциональная грязь просто перестаёт к нам прилипать. Каждый сам отвечает за свой мир!
С сайта http://www.inpearls.ru/

А ты любишь себя?

ГИМН СЕБЕ!!!

Люблю Ее, такую милую
Родную, добрую, счастливую
Улыбчивую и смешливую
Порою капельку ворчливую
И оптимистку безграничную
Всегда немного необычную
то взрывчатую и опасную,
а то покладисто — прекрасную
Тоскующую у окошечка
И потолстевшую (похудевшую) немножечко
И сонную и недовольную
Особенно люблю прикольную
Люблю ее влюбленной, ласковой
И принца, ждущую, со сказкою
И не надежную, не верную
И непослушную и скверную
Люблю ее принцессу южную
Пока свободно-незамужнюю (мужнюю)
Ее, ее неповторимую

Люблю ее неутомимую
все сорок душ ее мне нравятся
Люблю тебя моя красавица
Неоцененную, бесценную
Незаменимую, бессменную…
… Кого люблю? Отвечу честно я
Себя люблю! Себя чудесную
Люблю себя и все себе прощаю
И для себя я гимн сей посвящаю…
С сайта http://www.inpearls.ru/

2013 © Елена Ушакова

Глава 2. Мир через призму позитива.

Женщина встает на весы, заглядывая в таблицу "Индекс
массы тела":
- Дорогой, оказывается, я слишком маленькая!
- Ты хочешь сказать, "слишком толстая"?
- Нет! Смотри, тут написано, что при моём веса 85 кг я
должна была иметь рост 1 метр 90 см!

«Пессимист — это человек, который жалуется на шум, когда
к нему в дверь стучится удача». (О.Уайльд)

«Между оптимистом и пессимистом есть забавное различие.
Оптимист видит пончик, пессимист дырку!» (О.Уайльд)

Я не зря включила эту главу в свою книжку и объясню
почему. Я неизлечимый оптимист. На вопрос: «Как у тебя
дела?», от меня можно услышать только одно: «Да все
хорошо!!!» Далее следует рассказ о том, какие сейчас
передо мной стоят задачи (не проблемы, заметь, а задачи,
потому что у проблем нет решения, а у задач есть). И далее
снова реплика: «А в остальном все хорошо!».

Ты знаешь, это помогает, помогает не только худеть,
но и жить. На мелкие неприятности ты просто не обращаешь
внимания, более крупные кажутся не такими страшными.
Ты идешь по жизни и не боишься, не боишься ничего. Мама
моя часто говорила: «Лена, не переживай, ниже пола не
упадешь!», согласись, это же так.

Я даже удачу подчинила своему оптимизму. Однажды, ко мне на массаж пришла психотерапевт, и мы с ней разговорились о том, о сем, как-то перешли на мою личность. Я ей что-то рассказываю, и говорю следующую фразу: «И мне как всегда повезло…». Тут она поворачивается и говорит: «Елена, вы удивительный человек, для вас даже удача – это ни что-то случайное, везение, фарт. Это что-то закономерное, что-то постоянное, константа». Я подумала, а действительно, я всегда на мир смотрела широко открытыми глазами с безумной уверенностью в том, что все будет хорошо.

Но это совсем не означает, что я такая прям беззаботная и все что у меня есть это плод жизненных совпадений. Жизнь была, и еще как. И мордой об асфальт и жопой в грязь. Однажды, я осталась без работы, без квартиры, одна, без поддержки, в чужом городе и с ребенком на руках. Ты думаешь, в тот момент мне было до оптимизма? Или когда мой первый муж напился в очередной раз и начал на нас с ребенком кидаться со всякой всячиной, что мне пришлось босой, ранней весной, и опять же с ребенком бежать на улицу и искать укрытия у родственников. Тогда у меня был оптимизм? Нет, тогда было только отчаяние и желание из всего этого дерьма выбраться. И я выбралась. Но даже в те страшные моменты своей жизни, я лишь не многим могла рассказать как все на самом деле. А так, для всех, было как? «Да, все хорошо!»

Улыбайтесь!))) Один хрен, ваши проблемы никого не волнуют. И живите так, чтобы жизнь, пиная вас, сломала ногу!!!))
С сайта http://www.inpearls.ru/

По-моему, самое первое, что нужно сделать, для того, чтобы стать успешнее, а успех – это собрат оптимизма, необходимо найти грань, при которой, ты будешь одновременно фаталистом и реалистом. Объясню.

Я фаталист – у меня нереальная уверенность в том, что, чтобы в этой жизни не случилось, все будет хорошо. И еще, что все что ни делается – все делается к лучшему. (Такая пассивная позиция, при которой можно ничего не делать, надеяться, принимать реальность такой, какая она есть, и верить в лучшее будущее).

Но! В то же время, у меня есть уверенность в том, что только от меня самой зависит моя жизнь, мое будущее, и вся ответственность за происходящее, я беру на себя. (Активная позиция). Что я получаю в результате. Я открываю все двери, которые мне предоставляет жизнь, с верой в то, что это круто и абсолютно без страха. Если что-то идет не так, я занимаю пассивную позицию, принимаю реальность такой, какая она есть, и верю в то, что все равно все будет хорошо.

Понимаешь, да. В любом случае, я не проигрываю, я выигрываю ни зависимо от того, как складываются обстоятельства. Согласись – это круто!?

Я призываю к этому всех! Только так можно добиться успеха. И абсолютно не важно, в каком деле, хочешь ты похудеть, заработать миллион, построить крепкую семью, или еще что-то.

- Умей найти положительные моменты, даже в сложной ситуации

- Смотри на мир позитивнее (иногда очень даже полезны розовые очки)

- Благодари высшие силы за шансы, которые они дают

- Если случилась неприятность – переживи ее, прочувствуй ее, проплачь ее, проболей ее, и оставь в прошлом (затяжная депрессия – хуже одномоментной истерики)

- Будь собой, не накапливай негатив, хочешь сказать мужу, что он не прав, скажи ему об этом

- Воспринимай реальность такой, какая она есть, не переделывай людей, мир не совершенен, глобально ты ничего не изменишь

- Повышай уровень толерантности, тебе должно быть наплевать, но то, что эта юбка не идет этой попе или на то, что она, же такая дурра, чего она выпендривается.

2013 © Елена Ушакова

- Люби себя – ты самое лучшее, что мог сотворить Бог в этой жизни

- Возьми на себя ответственность за свою жизнь. Только ты сама ее можешь изменить, все остальные заняты своей жизнью

Сложные времена не могут длиться вечно, но если человек усложняет все сам — это навсегда...
С сайта http://www.inpearls.ru/

- Верь в лучшее, и в то, что все что ни делается, все делается к лучшему.

Это прописные истины, я думаю, ты их уже не раз слышала. Но я тебе говорю – они реально работают. Попробуй и у тебя все получиться.

Хочу сделать еще один акцент. Есть такая штука, как зона комфорта. Она есть у каждого, но если ты хочешь по-настоящему развиваться, двигаться к чему-то, жить полноценной жизнью, выходить из зоны комфорта просто необходимо. Каждый день!!!

Начни с простого. Вставай на час раньше и займись самосовершенствованием. Дыхательной гимнастикой, медитацией, физкультурой.

Лучше целиться в совершенство и промахнуться, чем в несовершенство и попасть!!!

Дерзай!!! У тебя все получится!!!

Расскажу историю.

Помнишь, историю про двух лягушек, одна из них решила не сопротивляться злой судьбе и утонула, а вторая барахталась до тех пор, пока не взбила лапками молоко в масло.

Самое интересное, что нечто подобное смоделировали американские учёные и получили почти такие же, как в сказке, результаты. Правда, подопытными в данном случае выступили не лягушки, а мыши. Грызунов разделили на две группы и запустили в две различные ёмкости с водой, в одной из которых был островок для отдыха, а в другой не было. После того, как набарахтавшихся в воде мышей извлекли из воды, им приготовили новое испытание: обе группы поместили в одну ёмкость, в которой не было островков. В итоге группа мышей, который в прошлый раз повезло барахтаться в ёмкости с островком, плавала в два раза дольше своих собратьев, потому, что надеялась на лучшее. Из чего американскими исследователями был сделан вывод, что всё-таки оптимизм — это хорошо.

Потому что заставляет барахтаться дольше, а, следовательно, повышает шансы на выживание.

«С точки зрения оптимиста, Пизанская башня не падает, а поднимается». (Д.Рудый)

2013 © Елена Ушакова

Врач - пациенту:
- Вы должны немедленно похудеть, сесть на строжайшую диету: есть только постное мясо, отказаться от сладкого, хлебобулочных изделий, никакого алкоголя, сигарет, кофе, сократить до минимума сексуальные контакты... Да, и самое главное - больше радуйтесь жизни, дорогой мой!

Глава 3. Запор, вздутие, колики? А кричать не пробовали?

> - Милый, а тебе не кажется, что фиолетовый цвет меня
> полнит?
> - Нет, тебя полнит то, что ты жрёшь 6 раз в день.

Барахтаемся дальше…

Давай для начала разберемся, что такое запор? И почему я эту физиологическую проблему, решила описать здесь, в психологии.

С точки зрения физиологии запор – это большое количество продуктов распада, от которых твой организм не успел вовремя освободиться.

С точки зрения психология – это опять же продукты распада (только не от пищи, а от мыслей, окружения, от психологических ситуаций), от которых ты не хочешь избавляться.

Я не буду сейчас много говорить о физиологических разрешениях этой проблемы. Я думаю, ты и сама все знаешь:

- питание рафинированными продуктами

- малая физическая нагрузка

- отказ от воды или ее малое употребление

2013 © Елена Ушакова

Это понятно. Но что, же заставляет тебя задерживать все в себя?

Причины можно найти еще в детстве. Дети могут всего лишь несколькими способами говорить о своих протестах: принимать или отказываться. То есть молчать или орать. Смолчали – согласились, подчинились родителям. Заорали – запротестовали, настояли на своем. Но бывают ситуации, когда родители (желая свою чаду блага) все же настаивают своим авторитетом на своем. Например, битва за горшок. Тебя заставляли сидеть на горшке часами? Нет? Ну, это здорово. А некоторых заставляю, а значит, пытаются подчинить. Как, по-твоему, может протестовать ребенок? Отказываться от опорожнения кишечника, только для того, что бы настоять на своем. Не сходил на горшок – настоял на своем.

Затем это все переноситься во взрослую жизнь. Когда неважно кто, муж, начальник, человек имеющий авторитет, говорит тебе о том, что и как нужно делать. Ты испытываешь страх бессилия, не можешь взять ситуацию под свой контроль, не можешь выразить свою власть. Чаще всего – это в области финансов, отношений и путешествий. Страх, гнев, бессилие, ощущение безысходности все эти чувства способствуют удержанию продуктов распада в кишечнике, а твоя вечная суета – это все усугубляет.

Если ты любишь заниматься самокопанием, ты мусолишь ситуацию, мусолишь, все никак не можешь с ней расстаться – это тоже причина запора.

Если ты подавляешь свои эмоции, слова, потому что «не этично», «не правильно», «не красиво». Я называю - это «синдромом хорошей девочки». Тебя же так воспитали. Ты не можешь по-другому.

Запор – это упорное «подсознательное» психологическое сопротивление чему-либо или кому-либо.

Признайся самой себе, что ты делаешь не так и кому ты сопротивляешься, и ты перестанешь страдать запорами. Все. Решение очень простое, правда, требует большой силы воли, ведь себе нужно признаться в том, чего ты боишься, но я думаю, ты с этим справишься. Что еще можно сделать, чтобы снизить эту проблему?

1) Перестань бояться будущего. (Ниже пола не упадешь).

2) Научись кричать. Научись высвобождаться от своих эмоций. Это абсолютно неважно кто, что о тебе подумает. Наплевать. Самое главное в этой ситуации это ты.

3) Оставь прошлое в прошлом. Оно уже случилось, оно уже произошло, ты уже ничего сделать не можешь. Прими, как данность и иди дальше.

4) Прекрати самокопание. Ты - лучшая!!! Ты не красное солнышко всем нравиться. Даже солнышко-то не все любят.

2013 © Елена Ушакова

5) У тебя два уха. Для чего? Что бы в одно влетело, а в другое сразу вылетело. Не задерживай в себе критику. Подумай. Что из нее можно извлечь и если она конструктивная. Прими ее, а если нет. Да и чихала ты на такую критику.

Почему я сделала акцент именно на запорах? Да все очень просто, как же ты похудеешь, если держишь в себе целую кучу продуктов распада. У тебя все нарушается и обмен веществ, и абдоминальный жир разрастается и целлюлит разрастается. Так что давай, освобождайся от прошлого и вперед... в туалет.

Задание № 9

Если у тебя есть такая проблема, как запор. Подумай, какие психологические моменты могут его вызывать. И избавься от них.

Отец заводит сына в туалет:
- О человеке можно судить даже по тому, что он читает в туалете. Вот посмотри, я уже третий раз перечитываю "Войну и мир", мама - "Сагу о Форсайтах", дедушка - "Красное колесо" Солженицына! А ты что читаешь? Дешевые брошюрки тупых анекдотов за три копейки... О чём это говорит?
- О том, папа, что запоры надо лечить, а не гордиться ими!

Глава 4. Волшебные слова для волшебной жизни.

Я очень люблю своего брата. И он меня любит. Оставила его присмотреть за квартирой, пока ездила в командировку. А он мне в холодильник встроил дополнительную функцию: стоит открыть дверь с восьми вечера до шести утра, как раздаётся приятный женский голос:
- Хватит жрать, корова!
Шесть килограммов за два месяца я уже потеряла…

Мы – это то, что мы думаем.

Аффирмации – это слова, которые ты произносишь каждый день, которые записываются на твою подкорку, и которые делают тебя и твою жизнь. Ты можешь сама придумать аффирмации, можешь прочитать их в интернете, можешь купить книгу Луизы Хей, да все равно где, главное это должно присутствовать в твоей жизни. Ты просыпаешься с этими словами, ты засыпаешь с этими словами, это наполняет и насыщает твою жизнь. Ты хочешь усилить что-то в своей жизни, найди, придумай соответствующую аффирмацию и повторяй ее, как заклинание

Как составлять.

Правила составления аффирмаций просты: я + глагол в настоящем времени (без частицы НЕ) + важные дополнения. Например: «Я + становлюсь стройнее + с каждой минутой своей жизни», или «Я + ем + и стройнею. Пища, которую я ем, приносит мне пользу и здоровье». Можно, да и нужно подключать визуализацию, можно написать на заставке мобильного телефона, на компьютере, да где угодно, самое главное, чтобы этот процесс был постоянным, ты должны запрограммировать себя на результат.

Как применять

Придумай 1-2 аффирмации, которые тебе сейчас нужны, в зависимости от цели, которую ты преследуешь.

И каждое утро, пока не встала и каждый вечер пока не легла, произноси их по 100-200 раз, в течение 2-3 месяцев, они должны стать твоим постоянным спутником. В метро, на машине, на прогулке, везде возвращайся к своим словам, только так ты можешь настроить свой организм на правильную работу. Не анализируй, просто делайте и все.

Как использовать

1. Проговаривай

Проговаривать слова нужно четко, и понимаем того, что ты произносишь, с воодушевлением, вкладывать не только смысл, но и эмоции. Можно это делать про себя, а лучше, конечно, вслух, потому что слова, произнесенные вслух, имеют еще больший эффект. А попробуй покричать! Помнишь, мы говорили про крик, и то, что его не нужно сдерживать, вот это именно тот случай, не сдерживай крик радости, отпусти себя, избавься от комплексов. Ты лучшая!!!

2. Прослушивать

Можно записать аффирмации на телефон, на диск, на плеер, и слушать их все время и везде. Особенно это хорошо для тех, кто лучше воспринимает информацию на слух - аудиалы. Можно, конечно, купить уже готовый диск, но лучше это делать самой, потому что то, что ты лично вложишь в эти слова несоизмеримо с тем, что тебе преподносят на готовых носителях.

3.Использование заметок

Напиши формулу своего счастья на цветных листочках бумаги и расклей по всему дому, на рабочий стол, на холодильник, на зеркало, на кошелек, на ежедневник, и читай, читай, читай.

4.Письменное перепрограммирование

При планировании дел на каждый день, о котором мы говорили выше, возьми за правило писать свои формулы, это дает двойной эффект, ты и пишешь, и произносишь, проговаривай, то, что пишешь. Эффект от этого увеличивается. Можно, конечно писать на компьютере, но ручка и бумага – это лучше. Вообще все, что написано на бумаге сбывается гораздо быстрее и с меньшими усилиями. Есть хороший способ снизить сопротивление внутреннего я, на ваши мотивации:

Делим блокнот на две колоночки. Пишем свои волшебные формулы в первую колонку. А во второй пишем мысль – сопротивление. Пишем до тех пор, пока не исчезнет

2013 © Елена Ушакова

сопротивление. Далее используем только позитивную формулировку.

Например:

Ты пишешь в первый столбик аффирмацию «Я легко худею на 10 кг. за 2 месяца» А голос в подсознании вредничает: «Неправда – это трудно!». Ты записывайте это во второй столбик. А затем опять пишешь «Я очень легко худею на 10 кг. за 2 месяца» в первый столбик. А в ответ «Ну где-то на 5 может быть». Ты опять «Я очень легко худею на 10 кг. за 2 месяца»… И так до тех пор пока не получишь в ответ нечто вроде «Ну хорошо, легко, так легко, на 10, так на 10» Все ты победила внутреннего монстра.

5.Зеркало

Данный способ использования положительных мыслей предложила замечательная Луиза Хей. Он достаточно хорош, особенно, если твои новые установки связаны с повышением твоей самооценки и любви к себе.

 Для его применения тебе нужно встать перед зеркалом и смотря себе в глаза говорить нужные фразы.

Ты можешь найти свой способ программирования себя на результат. Используй фантазию, подключи творческое начало и вперед. Самое главное – это регулярность и соблюдение правил. Волшебной тебе жизни!!!

Примеры аффирмация для похудения:

Я В ГАРМОНИИ. МНЕ НЕЧЕГО БОЯТЬСЯ. Я КОНТРОЛИРУЮ СВОЮ ЖИЗНЬ. Я СТАНОВЛЮСЬ ЛУЧШЕ И ЛУЧШЕ.
Я ПРЕКРАСНА. МОЯ ФИГУРА КРАСИВА. Я ЛЮБЛЮ СЕБЯ И СВОЁ ТЕЛО.
Я ПОТРЕБЛЯЮ ОЧЕНЬ МАЛО ПИЩИ И НАСЫЩАЮСЬ ЕЙ.
Я ЧУВСТВУЮ СЕБЯ СЫТОЙ.
Я СТАНОВЛЮСЬ ЗДОРОВОЙ И БОДРОЙ.
Я СПОКОЙНА, СДЕРЖАННА И СОВЕРШЕННО СЫТА.
Я СЧАСТЛИВА.
Я ДОБИВАЮСЬ ВСЕГО, ЧЕГО ЗАХОЧУ.
Я СОЗДАЮ СВОЕ ТЕЛО.
Я ЖИВУ В ГАРМОНИИ С МИРОМ И САМА С СОБОЙ.

Все уже так хреново, что хуже быть не может.
Следовательно, может быть только лучше. Логично?

«Всё будет хорошо! А может даже лучше!" Верю я!
Уже не помню, где такую фразу-установку я взяла,…
Подходишь к зеркалу и смотришь вглубь себя, в глаза. И
повторяй три раза, не моргая, взгляд не отводя,
Как «Отче Наш" с утра и на ночь. Волшебны добрые слова!

Галина Бобылёва
С сайта http://www.inpearls.ru/

2013 © Елена Ушакова

Заключение.

Вот и добрались мы с тобой до конца. Ты молодец, что выдержала все и надеюсь уже в полный рост, применяешь все на практике.

Хочется рассказать тебе еще об одном наблюдении. Ты хоть раз ездила на метро? Если да, то ты меня поймешь, если нет, то просто представь. Будний день. Утро. У тебя выходной. Ты живешь в центре города. Ты спускаешься в метро в час пик. (Ну, надо стало тебе куда-то ехать). Ты спускаешься по эскалатору, и направляешься в сторону своей электрички. Подъезжает электричка с противоположного направления из нее одной сплошной массой вырывается народ и спешит на работу. Ты оказываешься на пути этого потока, потому что просто напросто не успеваешь ускользнуть в сторону.

Что ты делаешь в этот момент?

1) Просто стоишь и ждешь, когда это толпа пройдет и будет возможность пройти.
2) Пытаешься отойти в сторону и бочком бочком пробираешься в сторону своей цели
3) Идешь напролом, лавируя в потоке, сталкиваясь, ругаясь, но двигаясь в своем направлении.
4) Может быть, ты делаешь что-то другое.

Толпа схлынула, и ты спокойно добралась до своей электрички и поехала по делам. Было такое? Думаю что да. Подумай. Несмотря на препятствия, ты неважно, какой тактикой, но добилась своей цели. Молча ли, активно ли, ругаясь ли, спокойно ли, но ты села в свою электричку и поехала по делам.

Так и в нашей с тобой ситуации. Ты приняла решение сесть в электричку (стать стройной и здоровой), но во время движения на тебя хлынула толпа (сомнения, сослуживцы, родственники, друзья, лень и так далее, можно перечислять до бесконечности), но ты, выбрала свою тактику, и достигла своей цели.

Очень надеюсь, что моя книга поможет тебе в сложных ситуациях, что она стимулирует тебя на движение и поможет выбрать нужную тактику.

Хочу поблагодарить всех, кто активно участвовал в написании этого шедевра, в первую очередь, конечно, мою маму, потому что без нее точно ничего бы не случилось, это же она сидела с моим малышом пока я корпела над главами. Конечно, спасибо моему мужу за поддержку и терпение. И просто огромнейшее спасибо моим любимым клиентами, вы просто кладезь информации и историй. Вы мое чудо. Отдельное и огромнейшее спасибо Анечке Захаровой и Людмиле Масловой за предоставление персонифицированных историй.

Если у вас есть что сказать, пишите: leto.el2014@yandex.ru

Ваша, Елена Ушакова.

2013 © Елена Ушакова

Приложение № 1

Сладкие фрукты:

Бананы, финики, хурма, инжир, все сухофрукты. Фрукты быстро расщепляются, сладкие фрукты задерживаются в желудке немного дольше кислых фруктов. Фрукты необходимо принимать отдельно, например, на полдник или до начала трапезы. Очень неблагоприятно кушать фрукты после еды, ведь тогда начинается брожение в желудке. Отдельно от приема другой пищи необходимо пить фруктовые соки, ведь они являются концентрированной пищей. Сладкие фрукты хорошо сочетаются друг с другом, а также с полукислыми фруктами, например, хурма и яблоки. Хуже сочетаются с другими фруктами бананы. Сладкие фрукты можно сочетать со сливками, сметаной, зеленью и кисломолочными продуктами.

Полукислые фрукты:

Манго, черника, голубика, земляника, малина, яблоки, груши, сливы, виноград, абрикос, персик, арбуз. Эти фрукты можно комбинировать со сладкими фруктами, кислыми фруктами, кисломолочными продуктами, сливками, зеленью, а также с белковой пищей, содержащей много жиров, например, сыром, орехами, жирным творогом. Эти фрукты нельзя совмещать с яйцами, рыбой, грибами, горохом и бобовыми. Не советуется употреблять эти фрукты вместе с крахмалистой пищей. В отдельный прием пищи кушайте персики, чернику, голубику, винограда, дыню и арбуз, потому что эти фрукты очень быстро перерабатываются в желудке и плохо комбинируются с другой пищей.

Кислые фрукты:

Апельсины, мандарины, грейпфруты, ананасы, гранаты, лимоны, крыжовник, клюква, кислые яблоки, груши, сливы, абрикос, виноград.
Эти фрукты хорошо совместимы как между собой, так и с кисломолочными продуктами, сливками, сметаной и жирным творогом.
Их можно комбинировать с орехами, сырами и зеленью. Кислые фрукты не совместимы с белками животного происхождения, бобовыми, горохом, крахмалосодержащими продуктами и овощами.

Хорошо комбинируемые овощи:

Огурцы, свежая капуста (кроме цветной), редиска, сладкий перец, фасоль, репа, лук, чеснок, свекла, брюква, морковка, ранние кабачки, ранняя тыква, салат.
Эти овощи хорошо комбинируются с любой пищей, способствуя ее усвояемости, например, с белками (мясо с

огурцами, морковка с творогом), с жирами (капуста с маслом), с другими овощами, с продуктами, содержащими крахмал (хлеб со свеклой, с зеленью. Нельзя комбинировать овощи с молоком! Нежелательно одновременно принимать в пищу овощи и фрукты.

Плохо комбинируемые овощи:

Цветная капуста, зеленый горошек, поздние кабачки, поздняя тыква, баклажаны, патиссоны. Эти овощи великолепно комбинируются с продуктами, содержащими крахмал, например, хлебом, со всеми овощами, жирами, например, сметаной и зеленью. Допустимо употреблять вместе с сырами. Менее желательна комбинация этих овощей с белками животного происхождения, например, с яйцами и мясом. Абсолютно не совместимы с молоком и фруктами.

Продукты, содержащие крахмал:

Пшеница, рожь, овес и продукты из этих злаков, например, макароны и хлеб, а также гречка, рис, картофель, съедобный каштан и кукуруза. Великолепно комбинируется с зеленью, жирами и всеми овощами. Допустима и комбинация этих продуктов между собой.

Этого следует избегать людям со склонностью к полноте. К тому же, различные крупы между собой отличаются количеством белков, поэтому крупы лучше не комбинировать между собой. Комбинируя продукты, содержащие крахмал, с жирами, необходимо одновременно добавить зелень или овощи. Очень неблагоприятна комбинация углеводов и белков. Особенно важно не комбинировать углеводы с мясом, молоком и кисломолочными продуктами, например, каша на молоке, хлеб с кефиром. Нежелательно совмещать крахмалистую пищу с сахарами, например, хлеб с вареньем, каша с сахаром, а также с любыми фруктами или фруктовыми соками.

Белковые продукты:

Мясо, рыба, яйца, творог, сыры, брынза, молоко, пахта, кефир, бобовые, чечевица, горох, орехи, семена, грибы. Идеально сочетаются с семенами и хорошо сочетаемыми овощами. Способствуют переработке белков и выведению различных токсинов. К числу исключений относится молоко — его необходимо употреблять в пищу отдельно. Лучше отдать предпочтение теплому, не кипяченному, не пастеризованному молоку. Пастеризованное молоко очень тяжелое по своим качествам. В отдельных случаях молоко можно комбинировать со сладкими фруктами, например, бананами, но у каждого человека своя индивидуальная переносимость продуктов. Допустима комбинация белков с жирами, притом жиры животного происхождения лучше комбинируются с белками животного происхождения, а белки растительного происхождения – с жирами растительного происхождения. Необходимо учитывать, что жиры замедляет процесс пищеварения. Для улучшения пищеварения необходимо комбинировать со свежими овощами и зеленью Белки не комбинируются с продуктами, содержащими крахмал, фруктами и сахарами. К исключениям относятся творог, сыры, кисломолочные продукты, орехи и семена – их можно совмещать с фруктами.

Зелень:

Салат, одуванчики, крапива, подорожник, зеленый лук, щавель, кориандр, петрушка, акация, лепестки роз, укроп и др. Зелень совместима со всеми продуктами, кроме молока.

Жиры:

Сливочное масло и топленое масло, сметана, сливки, растительные масла, сало и другие жиры животного происхождения. Иногда сюда причисляют жирное мясо, жирную рыбу и орехи. Жиры замедляют выделение желудочного сока, особенно, если их употреблять в начале трапезы. Но иногда прием жиров уничтожает затор в желудке, возникший из-за неудачного сочетания пищевых продуктов Жиры хорошо сочетаются с зеленью, овощами, крахмалистой пищей, например, каша со сливочным маслом. В отдельных случаях допустимо сочетание жиров и фруктов, особенно это относится к ягодам, например, клубника со сливками. Нельзя совмещать жиры с сахарами, например, сливки с сахаром. Топленое масло совместимо практически со всеми продуктами. Растительные масла лучше употреблять вместе с рыбой, которая содержит много ненасыщенных жирных кислот. С мясом жиры лучше не совмещать.

Сахара:

Фруктоза, варенье, мед, меласса, коричневый сахар, сиропы.

Вместе с белками и крахмалистой пищей вызывают брожение, способствует разложению других продуктов. Сладости лучше употреблять отдельно, но нельзя это делать в конце трапезы. В идеале лучше отказаться от сладостей или употреблять их в качестве отдельного приема пищи. Исключением является мед. В небольшом количестве мед рекомендуется принимать вместе с другими пищевыми продуктами, так как мед способствует всасыванию биологически активных веществ и задерживает процессы гниения пищи. Мед нельзя совмещать только с продуктами животного происхождения. Мед нельзя нагревать, потому что он становится токсичным.

Мясо, рыба, творог и сыр является очень концентрированной белковой пищей. Без них, возможно, прожить, по возможности не следует употреблять эти пищевые продукты ежедневно.

После еды желательно хотя бы 5 минут посидеть за столом, а потом медленно прогуляться в течение 20 минут. При соблюдении правил грамотного питания, супы не являются необходимыми. Лучше супы на бульоне не готовить, а на первое съесть суп-пюре.

Все пищевые продукты по месту усвояемости в желудочно-кишечном тракте делятся на две основные категории:

Основная белковая пища животного и растительного происхождения: мясо, птица, рыба и все продукты из них, творог и кисломолочные продукты, молоко, сыры, яйца, зернобобовые,   орехи
Продукты, богатые крахмалом: хлеб и все изделия из муки, крупы,   картофель,   рис.

МЯСО, ПТИЦА, РЫБА:

Первая графа самая важная, т.к. именно здесь легче всего нарушить правила совместимости продуктов. Для мяса всех видов благоприятно сочетание с зелеными не крахмалистыми овощами, т. к. такое сочетание нейтрализует вредные свойства животных белков, помогает их перевариванию и выведению излишнего холестерина из крови. Применяйте мясо и птицу, выращенные без гормонов и антибиотиков. Сочетание животных белков с крепким алкоголем осаждает пепсин, необходимый для переваривания животных белков.

ЗЕРНОБОБОВЫЕ (фасоль, горох, чечевица):

Особенности совместимости зернобобовых с другими продуктами объясняются двойственной природой. Как крахмалы, они хорошо сочетаются с жирами, особенно легкими для усвоения - растительным маслом и сметаной, а как источник растительного белка хороши с зеленью и крахмалистыми овощами.

МАСЛО СЛИВОЧНОЕ И СЛИВКИ:

Употреблять только свежими, без желтого налета, с коротким сроком для употребления, без консервантов, эмульгаторов, не желательна термическая обработка, содержат витамины А, Д, Е.

МАСЛО РАСТИТЕЛЬНОЕ:

Растительные масла - в сыром виде лучше применять масло первого холодного отжима («девственное»), хранить в холодильнике, жарить лучше без масла, при необходимости – минимальная термическая обработка.

САХАР, КОНДИТЕРСКИЕ ИЗДЕЛИЯ:

Употребление сахара и кондитерских изделий следует избегать, не сочетать ни с какой другой пищей. Все сахара тормозят секрецию желудочного сока. Для их переваривания не нужны ни слюна, ни желудочный сок: они усваиваются непосредственно в кишечнике. Если же сладости едят с другой пищей, то надолго задерживаясь в желудке, они очень скоро вызывают в нем брожение и, кроме того, снижают моторику желудка. Кислая отрыжка, изжога - результаты этого процесса. Мед - продукт уже переработанный пищеварительным аппаратом пчел, всасывается в кровь через 20 минут после приема и при этом не нагружает печень и все другие системы организма.

СУХОФРУКТЫ:

Полезны, но без специальной обработки диоксидом серы, перед употреблением бланшировать.

ХЛЕБ, КРУПЫ:

Ко всем продуктам, богатым крахмалом, следует всегда относиться с осторожностью, т.к. крахмал сам по себе, в чистом виде, является чрезвычайно трудно усваиваемым продуктом. Запрет на сочетание животных белков с крахмалистыми продуктами - это первый и, пожалуй, самый важный закон раздельного питания. Хлеб считается отдельной едой, а не обязательным добавлением к каждой пище. Однако, хлеб, приготовленный из неочищенного, цельного зерна можно есть с различными салатами, независимо от их состава. Готовьте хлеб сами из цельнозернового помола муки с добавлением ОТРУБЕЙ – источника клетчатки, витаминов группы В, кальция, железа. Хранить в холодильнике.

РИС:

Только не шлифованный – коричневый.

КАРТОФЕЛЬ:

Частично может заменить крупяной крахмал, только вареный или печеный, лучше с кожурой, если уверены, что не было специальной обработки. Сочетается с овощными салатами.

ФРУКТЫ КИСЛЫЕ, ПОМИДОРЫ:

К кислым фруктам во всех случаях относятся цитрусовые и гранаты, а все остальные по вкусу. Помидоры выделяются из всех овощей высоким содержанием кислот - лимонной, яблочной, щавелевой.

ФРУКТЫ СЛАДКИЕ:

Приемлемо их сочетание с молоком и орехами, однако в небольшом количестве, т.к. это тяжело для пищеварения. Но лучше фрукты (кислые и сладкие) вообще, ни с чем не сочетать, т.к. они усваиваются в кишечнике. Есть их нужно не менее чем за 15- 20 минут до принятия пищи, но никак не после еды. Особенно строгим это правило должно быть в отношении арбузов и дынь.

ОВОЩИ ЗЕЛЕНЫЕ И НЕ КРАХМАЛИСТЫЕ:

К ним относятся вершки всех съедобных растений (зелень петрушки, укропа, сельдерея, ботва редиса, свеклы), салат, дикорастущие "столовые" травы, а также капуста белокочанная, зеленый и репчатый лук, чеснок, огурцы, баклажаны, болгарский сладкий перец, зеленый горошек. Редис, брюква, редька, молодые кабачки и репа - это "полукрахмалистые" овощи, которые по сочетаниям с различными продуктами скорее примыкают к зеленым и не крахмалистым.

ОВОЩИ КРАХМАЛИСТЫЕ:

К данной категории относятся: свекла, морковь, хрен, корешки петрушки и сельдерея, тыква, кабачки и патиссоны, цветная капуста. Сочетание этих овощей с сахаром вызывает сильное брожение, остальные сочетания или хороши, или допустимы.

МОЛОКО:

Отдельная еда, а не питье. Попадая в желудок, молоко должно свернуться под воздействием кислых соков. Если же в желудке присутствует другая пища, то частицы молока обволакивают ее, изолируя от желудочного сока. И до тех пор, пока не переварится свернувшееся молоко, пища остается необработанной, процесс пищеварения затягивается, движение пищи замедляется, это приводит к запорам, метеоризму, желудочному и кишечному дискомфорту. Лучше всего молоко сочетается с овощами и фруктами.

ТВОРОГ, КИСЛОМОЛОЧНЫЕ ПРОДУКТЫ:

Творог - это труднопереваримый полноценный белок. Совместим с однородными продуктами (кислым молоком, сметаной, сыром, брынзой).

СЫР, БРЫНЗА:

Самые приемлемые сыры - молодые сыры типа домашнего, т.е. нечто среднее между творогом и сыром. Плавленые сыры - продукт неестественный, значительно переработанный. Брынза - это полезный белковый продукт, требующий, однако, отмачивания в холодной воде от излишней соли.

ЯЙЦА:

Этот белковый продукт не отличается легкостью усвоения. Тем не менее, яйца хороши в сочетании с зелеными и не крахмалистыми овощами.

ОРЕХИ:

Миндаль, лещина. Благодаря богатому содержанию жиров орехи сродни сыру. Однако сыр содержит животные жиры, а орехи - растительные, которые усваиваются легче. Очищенные орехи использовать нужно сразу, из-за быстрого окисления жира или замораживать. Сочетаются с овощными и фруктовыми салатами.

СЕМЕНА:

Подсолнуха, тыквы, кунжута — источник белка, магния, кальция. Хранить в холодильнике, т.к. быстро окисляются.

Приложение № 2

Для того чтобы научиться правильно дышать по системе бодифлекс, рекомендуется принять начальную позу:

в положении стоя расставить ноги на расстояние 30-35см, опереться ладонями на 3 см выше коленей. Получится поза, будто вы собираетесь присесть. Голова остается в прямом положении, подбородок расположен горизонтально полу, взгляд направлен вперед.

Именно из такой позиции научиться правильному дыханию проще всего.

1 этап диафрагмального дыхания.

Выдох через рот. Первое, чему нужно научиться, - умение правильно выдыхать воздух из легких. В данном случае важно, чтобы из легких уходил полностью весь отработанный воздух. Поэтому надо не просто выдыхать его, а буквально выдавить — примерно так мы ногой выдавливаем воздух из мячика. Чтобы получился такой выдох, округлите губы и немного вытяните их вперед, будто собираетесь свистеть. А потом начинайте спокойно и медленно выпускать воздух через рот. Когда вы поймете, что больше не можете выдавить из себя ни капли, прекратите и сомкните губы.

2 этап диафрагмального дыхания.

Быстрый вдох носом. Теперь все внимание носу. Представьте, что рта у вас вообще нет или его зашили нитками. Сделайте резкий вдох через нос: вдохните как можно полнее и резче, подобно пылесосу, втягивающему воздух. Ваши легкие должны заполниться кислородом до отказа. При подобном вдохе обязателен шумовой эффект, и чем громче издаваемый звук, тем лучше. А если вы вдыхаете совсем бесшумно, это означает, что вы делаете вдох неправильно. Быстрый и сильный вдох через нос по определению не может быть тихим или бесшумным. Старайтесь изо всех сил тянуть воздух: представьте, что вы были в безвоздушном пространстве, а теперь вам дали вдохнуть воздуха. После того, как ваши легкие наполнятся до отказа, и вы не больше не можете вдыхать воздух, остановитесь. Теперь переключаем внимание на губы: они плотно сомкнуты и не выпускают воздух. Голова немного приподнята. А нос просто не работает, представьте. Что его вообще больше нет. Весь воздух удерживаем в себе.

3 этап диафрагмального дыхания.

Резкий выдох ртом из диафрагмы Следующая задача – вытолкнуть весь втянутый воздух через рот. Но надо не просто выдохнуть, а сделать это, напрягая живот, как, бы выбивая воздух из легких мышцами живота. Для этого откройте широко рот, приготовьтесь, а затем резко сожмите мышцы диафрагмы и живота – тогда легкие тоже сожмутся и, вытолкнут весь воздух. Такой выдох должен сопровождаться свистящим звуком, который напоминает звук выходящего из проколотой шины воздуха: что-то типа «пы-ых» или «па-ах». На этом этапе все внимание должно быть на диафрагму – именно диафрагма выталкивает воздух наружу. Даже если мышцы вашего живота слабые, диафрагма все равно должна быть нормально развита. Старайтесь, толкайте воздух как можно быстрее.

4 этап диафрагмального дыхания.

Задержка дыхания. Этот этап считается самой сложной частью дыхательного упражнения. Сомкните губы как можно плотнее, не пытайтесь втянуть воздух носом. Вообще забудьте о том, что у вас есть рот и нос. Вам нечем вдыхать воздух. Немного наклоните голову к груди. Теперь внимание на живот. Начинайте медленно считать (в уме) и постепенно подтягивать живот. Живот уходит внутрь, превращается в плоскую доску. Желудок, кишечник и другие органы начинают уходить под ребра. Желудок как бы приподнимается вверх, начиная тянуть за собой кишечник. Все, что находится в вашем животе, тоже поднимается и начинает уходить под ребра. Теперь ваш живот не плоский – он вогнутый, похож на впадину, которая обычно образовывается в проколотом мяче. Возникает ощущение, что ваша брюшина касается позвоночника. Живот нужно втягивать медленно, считая при этом до восьми. Считать надо следующим образом: один-один-один, два-два-два, … Скорее всего сразу у вас не получится удерживать дыхание все восемь тактов – обычно начинают с трех-четырех, а уже в процессе тренировок достигается способность до восьми. Имейте в виду: как только у вас будет получаться удерживать дыхание все восемь тактов, можете считать, что подготовительный этап вы практически освоили. Именно на этом этапе задержки дыхания с одновременным втягиванием живота выполняются все упражнения.

5 этап диафрагмального дыхания.

Вдох через нос. После того, как вы досчитали до восьми и почувствовали свой живот в районе позвоночника, можете вдыхать. Просто расслабьте все мышцы и позвольте воздуху ворваться в ваши легкие. После задержки дыхания легкие наполняются воздухом в сопровождении звука, напоминающего всхлип – «вс-ш-ш». Что еще нужно знать о диафрагмальном дыхании. Следует понимать, что если речь идет о диафрагмальном дыхании, здесь важны все пять этапов. Нельзя тренировать первый или третий и забыть о втором или четвертом. Или полностью освоить правильный вдох, но не осваивать выдох. Поэтому необходимо строго контролировать себя на протяжении всего занятия. Такое дыхание рекомендуется тренировать утром, натощак, когда желудок еще не наполнился жидкостью и пищей. Выполнение дыхательных упражнений с наполненным желудком может привести к тошноте и рвоте. Поэтому следует приступать к тренировкам сразу после пробуждения и приведения себя в порядок. Желательно в первое время тренироваться перед большим зеркалом. Так сразу видно, на каком этапе вы не работаете в полную силу и где отклоняетесь от наиболее правильного положения тела. Не забудьте перед тренировками проветривать комнату: нельзя делать дыхательные упражнения в помещении со спертым после ночного сна воздухом. Непосредственно к физическим упражнениям следует переходить только после полного освоения всех пяти этапов диафрагмального дыхания. На освоение техники диафрагмального дыхания, как правило, требуется 3-4 недели постоянных ежедневных тренировок. А когда вы освоите это дыхание, вы можете приступать к выполнению упражнений основного комплекса.

Начните с 5-тимунутной тренировки и постепенно увеличивайте ее продолжительность.

Основной комплекс упражнений бодифлекс

"Алмаз" (убираем жир и подтягиваем кожу рук).

Начинаем тренировку с той же позы, которую вы уже освоили на подготовительном этапе, когда учились правильно дышать: ноги расставлены, колени полусогнуты, руки упираются выше коленей. Делаем дыхательное упражнение, затем задерживаем дыхание и втягиваем живот. Выпрямляемся и ставим ноги на ширине плеч, руки замыкаем в круг перед собой. Держим руки таким образом, чтобы локти были высоко и соприкасались только пальцы. Чтобы было легче удерживать локти вверху, можно слегка округлить спину. Напрягите замкнутые в круг руки, упритесь пальцами друг в друга и начинайте давить на пальцы как можно сильнее. Не двигайте руками - давите только одними кончиками пальцев. Вы должны чувствовать мышечное напряжение, возникающее по всей руке от запястья к груди. Пытайтесь сохранить давление в течение восьми секунд (восемь тактов), затем выдохните, расслабьте руки и вернитесь в исходное положение. Повторите это упражнение три раза. При выполнении упражнения локти обязательно нужно держать высоко. Если локти опустить, давление пойдет не на мышцы рук, а на грудную клетку. Руки касаются друг друга только кончиками пальцев, а ладони вообще не участвуют.

«Лодочка» (шлюпка) - для красивых бедер.

Сядьте на пол и широко раздвиньте прямые ноги в разные стороны. После этого потяните носки к себе и в стороны, пытаясь, таким образом, еще больше растянуть мышцы бедер. Пятки при этом не отрываются от пола. Руки поставьте за спину, упритесь ладонями в пол. Старайтесь держать руки прямыми и не сгибать их в локтях. В таком положении выполните все пять этапов дыхательного упражнения, наклоните голову вперед, как обычно, втяните живот и задержите дыхание. После задержки дыхания переместите руки вперед и положите их прямо перед собой ладонями вниз, немного наклонив спину. Затем медленно двигайте пальцами рук вперед, не отрывая их от пола, старайтесь наклониться как можно ниже. Если вы все делаете правильно, вы почувствуете, как на внутренней поверхности ваших бедер тянутся мышцы. Наклонитесь вперед как можно ниже и посчитайте до восьми. После этого выдохните, выпрямитесь и поставьте руки за спину. Выполните упражнение три раза. Во время выполнения данного упражнения не нужно напрягаться – бедра должны быть полностью расслаблены. Растягивать мышцы бедер следует постепенно, без резких движений. Старайтесь вообще не сгибать колени – иначе нагрузка уменьшится.

Упражнение «Лев» (для подтяжки кожи лица и шеи).

Исходное положение обычное: ноги на ширине 30-35 см, руки опираются повыше коленей. Выполняем дыхательное упражнение, потом задерживаем дыхание и принимаем основную позу, втянув при этом живот. Собираем губы в маленький кружок, потом открываем глаза как можно шире и смотрим вверх (подтягиваем мышцы под глазами). Одновременно с этим губы в кружке опускаем вниз (напрягается щеки и область носа) и высовываем язык до предела, не расслабляя губ. Считаем до восьми. Выполняем упражнение, пять раз. Не стоит открывать рот слишком широко: кружок губ должен быть таким, будто вы чему-то удивляетесь, т.е. маленьким.

Упражнение «Уродливая гримаса» (для шеи и подбородка.)

Возможно, будет проще сначала выполнить это упражнение без дыхательной части. Станьте ровно, голову держите прямо. Выведите передние нижние зубы за верхние (т.е. сделайте неправильный прикус) и выпятите свои губы, будто хотите поцеловать стоящего рядом (вспомните картинки, на которых изображены романтически настроенные обезьяны). Тяните шею, продолжая выпячивать губы, до тех пор, пока не почувствуете, что ваша шея напряжена до предела. А теперь медленно поднимите голову вверх и посмотрите на потолок – вы должны чувствовать сильное растяжение от кончика подбородка до самой грудины. И не нужно удивляться, когда на следующий день вы почувствуете в области шеи достаточно сильную боль – до этого эти мышцы никогда так не напрягались. Когда упражнение будет освоено, попробуйте совместить эти гримасы с дыхательным упражнением. Сначала примите основную позу для дыхания, выполните дыхательное упражнение, затем, как обычно, втяните живот и задержите дыхание. А теперь станьте в основную позу — выпрямитесь, отведите руки немного назад, подбородок поднимите вверх. На цыпочки становится нельзя — подошвы должны полностью касаться пола. Когда это упражнение вы освоите (и поймете, насколько оно свое название оправдывает), попробуйте совместить его с остальными частями упражнения. Здесь начальная поза, как и основная поза для дыхания — руки над коленями, ноги расставлены, ягодицы в таком положении, как будто вы хотите сесть. Выполнив это дыхательное упражнение, дыхание задержите, живот втяните, и вернитесь в основную позу. Выполните упражнение «Уродливая гримаса» четыре-пять раз, задерживая каждый раз дыхание на восемь счетов.

Упражнение «Боковая растяжка» (на мышцы нижней части живота и талии).

Примите основную позу для дыхания, выполните дыхательное упражнение, затем втяните живот и станьте в основную позу. Для этого опустите левую руку — теперь на согнутом левом колене находится ваш локоть. Оттяните носок правой ноги и вытяните эту ногу в сторону, при этом ступня не должна отрываться от пола. Ваш вес должен приходиться на левое колено. Затем поднимите правую руку, вверх и тянитесь ею в левую сторону — сбоку должно чувствоваться, как тянутся все мышцы от талии и до подмышки. А рука должна быть максимально прямой и находиться вашей над головой. Выдержите такую позу все восемь счетов, затем расслабьтесь и переведите дыхание.

Выполните данное упражнение по три-четыре раза для каждой стороны. Когда будете поднимать руку, не сгибайте ее в локте – иначе растяжка будет выполнена неправильно. А для хорошей растяжки необходимо следить, чтобы пальцы вашей вытянутой ноги были натянуты. И не наклоняйтесь вперед – держите спину прямо.

Упражнение «Оттягивание ноги назад» (Ласточка) - укрепление мышц бедер и ягодиц.

Примите начальную позу: опуститесь на пол, обопритесь на ладони и колени, а затем — на локти. Вытяните одну ногу назад, пальцы этой ноги «смотрят вниз». Распределяйте свой вес на руки и согнутую ногу. При этом ваша голова должна быть поднята, и вы смотрите прямо вперед. Теперь выполняйте все пять этапов дыхательного упражнения. В конце втягиваете живот и задерживаете дыхание. И теперь принимаете основную позу: прямую ногу, отведенную назад, поднимаете как можно выше, носок по-прежнему натягиваете к себе. Представьте: все ваше богатство теперь заключается между ягодицами — сожмите их с такой силой, чтобы напряглась большая ягодичная мышца. Продолжая задерживать дыхание, сжимайте ягодицы да восьми счетов. После этого переведите дыхание и опустите ногу. Выполните данное упражнение по три раза на каждую ногу. Очень важно во время выполнения упражнения не оттягивать носок выпрямленной ноги — это может изменить циркуляцию крови, в которой находится сжигающий жир, и тогда она направится в область икр, а нам необходимо тренировать большие ягодичные мышцы, а не икры. Носок должен «смотреть» на вас. Отведенную назад ногу надо обязательно держать прямой – тогда в ягодичных мышцах будет создаваться нужное напряжение. Упираться в пол необходимо только локтями и ни в коем случае не ладонями.

Упражнение «Ножницы» (укрепление мышц нижней части живота).

Примите начальную позу: лягте на спину, выпрямите ноги. Руки положите ладонями вниз себе под ягодицы. Голова лежит на полу, поясница также прижата к полу – она не должна отрываться во время выполнения упражнения. Сначала, как обычно, делаем дыхательное упражнение, затем втягиваем живот, задерживаем дыхание и переходим к основной позе. Поднимаем ноги вверх – они должны быть на расстоянии около десяти сантиметров от пола. И начинаем делать быстрые широкие махи: сначала разводим ноги в стороны, потом скрещиваем их (т.е. делаем всем знакомое с детства упражнение «Ножницы»). Носки стараемся вытянуть как можно сильнее и не прогибаемся в пояснице. Сделайте 9-10 махов, затем опустите ноги, немного отдохните. Повторите это упражнение три-четыре раза. Не стоит поднимать ноги над полом выше десяти сантиметров – таким образом, вы снижаете нагрузку на пресс. Не отрывайте от пола голову, а ладони всегда держите под своими ягодицами.

Упражнение «Кошка» (универсальное упражнение).

Упражнение «Кошка» считается универсальным и самым полезным из всей системы упражнений бодифлекс – оно задействует сразу область спины, бедер и живота. Примите начальную позу: станьте на четвереньки, обопритесь на ладони и колени. Голову держите ровно, смотрите вперед. Спина и руки – прямые. Сделайте дыхательное упражнение, как обычно, задержите дыхание, втяните живот и примите основную позу: наклоните голову вниз, одновременно выгибая спину вверх как можно выше – подобно кошке, которая вытягивается после сна. Зафиксируйте такое положение на восемь счетов, после чего вдохните и вернитесь в начальную позу. Повторите упражнение «Кошка» несколько раз, а потом расслабьтесь. Предпочтительнее выполнять данное упражнение сразу после пробуждения, перед завтраком. В крайнем случае, после еды должно пройти как минимум два часа. Принимать основную позу нужно медленно, плавно, не делая резких движений. При верном исполнении упражнение должно смотреться как одна волна, перекатывающаяся от живота и до спины.

Упражнение «Брюшной пресс» (укрепление мышц верхнего и нижнего пресса)

Данное упражнение не только укрепляет мышцы пресса, убирает лишний жир в области живота, оно еще стимулирует кровообращение, улучшает работу сердца, сосудов, мочевыводящей системы, дыхательных органов, пищеварительной системы. Примите начальную позу: лягте на спину, слегка согнув ноги в коленях. Плотно прижмите ступни к полу – они должны стоять на расстоянии около 35 сантиметров друг от друга. Поднимите руки вверх – голова лежит на полу – и тянитесь к потолку. Выполните дыхательное упражнение, как обычно, хорошенько втяните свой живот, задержите дыхание и принимайте основную позу: приподнимите плечи, руки при этом сохраняйте прямыми, продолжайте тянуться вверх. Немного откиньте голову назад и сфокусируйте свой взгляд на воображаемой точке, расположенной на потолке позади вас. Старайтесь поднять плечи, а также грудь как можно выше. Потом медленно опуститесь обратно на пол – сначала нижнюю часть спины, а уже потом плечи и голову. Как только голова окажется на полу – сразу же опять поднимайтесь и тянитесь вверх. Задержите дыхание и держите зафиксированное положение восемь счетов. Выдохните, опуститесь на пол и расслабьтесь. Сделайте упражнение еще три раза. Во время выполнения данного упражнения не нужно раскачиваться или отталкиваться от пола – должны работать только одни мышцы пресса. Голову следует держать немного откинутой назад, приподняв подбородок. Ни в коем случае нельзя прижимать подбородок к шее – можно повредить шею. Не нужно также выпячивать живот, когда тянетесь вверх, - иначе будут работать совсем не те мышцы. Старайтесь как можно сильнее втягивать живот и плотно прижимайте поясницу к полу.

Упражнение «Сейко» (укрепление бедер, избавление от «галифе» и жировых излишек выше колен).

Примите начальную позу: станьте на колени, упираясь руками в пол. Затем выпрямите правую ногу, вытяните ее в правую сторону таким образом, чтобы она была под прямым углом по отношению к телу. Спину держите ровно, колено правой ноги не сгибайте, а ступню опустите, и поставьте на пол. Как обычно, выполните дыхательное упражнение, в конце задержите дыхание и втяните живот. Далее переходите к основной позе: поднимите вытянутую ногу до уровня бедра, чтобы она находилась параллельно полу. Потом потяните эту ногу вперед, пытаясь достать голову. Ногу старайтесь держать как можно выше и обязательно следите, чтобы она всегда была прямой. Выдержите позу на восемь счетов, выдохните, затем опустите ногу, примите начальную позу. Поменяйте ногу и сделайте то же самое упражнение уже для левой ноги. Всего нужно выполнить по три повтора на каждую ногу. Во время выполнения упражнения не сгибайте локти, можно только немного отклонить корпус, чтобы удержать равновесие. Ногу нужно поднимать как можно выше и как можно сильнее тянуть ее к голове.

Упражнение «Кренделек» (тренировка мышц бедер и формирование талии).

Примите начальную позу: сядьте на пол, скрестив ноги в коленях таким образом, чтобы левое колено находилось над правым. Это упражнение считается двусторонним: сначала его нужно выполнять на одну сторону, когда левая нога находится сверху, а потом – в другую сторону, поменяв левую ногу на правую. Ногу, которая находится внизу, нужно держать прямо. Отведите левую руку за спину, упритесь ею в пол, а правую положите на левое колено. Выполните дыхательное упражнение, как обычно, втяните живот, задержите дыхание и принимайте основную позу: перенесите вес своего тела на левую руку, которая сзади, а правой рукой возьмите левое колено (оно сверху), поднимите его вверх и подтяните к себе настолько близко, насколько можете, стараясь прижать его к груди. Одновременно с этим очень медленно поверните весь корпус влево и посмотрите назад. Если вы все делаете правильно, вы должны почувствовать, как тянутся мышцы вашей талии и бедер. Задержитесь в этом положении на восемь счетов, выдохните и вернитесь в исходное положение. Теперь нужно поменять руки и ноги местами и повторить это упражнение уже в другую сторону. Всего надо сделать по три повтора на каждую сторону.

Все эти упражнения достаточно просты в применении, самое главное понять, как их правильно делать, затем вы можете менять порядок их выполнения, а также модернизировать, подбирая нужные вам

Источник: www.Pravilnoe-Pokhudenie.ru

2013 © Елена Ушакова

Приложение № 3

А теперь сядьте и подышите правильно 2-3 минуты. Не напрягайте при этом плечевые мышцы, тело в свободном положении, легкое как пушинка. Почувствуйте то, как кислород активно циркулирует по телу, поступая в самые отдаленные уголки.

Основа или Руководство по Базовому дыханию

Вдох 1. Сделайте резкий и очень быстрый вдох ноздрями, не ртом. Вдыхая таким образом, воздух нагревается и проходит очистку. Дыхание строго диафрагменное.

2. Улыбнитесь! Всему миру, себе любимой, почувствуйте прилив энергии. Улыбаясь, вы невольно расширяете ноздри, воздух проходит более быстро и проще, при улыбке также подтягиваются мышцы лица, вы не забываете контролировать свое тело.

3. Расслабьтесь, пусть мышцы живота будут находиться в спокойном состоянии, подготовьте себя к максимально глубокому вдоху.

Подъем 1. На вдохе максимально втяните живот в себя.

2. Вдохнув, покачайте тазом, движения выполняются внутрь и вверх, вспомните Элвиса, но не болтайтесь как уточка.

3. А теперь напрягите ягодицы, втяните их.

4. Мышцы тазового дна также стоит напрячь, женщинам стоит вспомнить знатные упражнения Кегеля. 3 вдоха носом Нужно сделать три дополнительных вдоха! Эти 3 вдоха помогут вам поработать над мышцами лица, живота и шеи. Легкие же, в свою очередь, максимально наполнятся воздухом. Действуйте!

Выдох 1. На выдохе соорудите из губ трубочку или представьте, что вы пьете через соломинку и выдыхайте с максимальным усилием. За счет таких нехитрых манипуляций у вас должно появиться сильно напряжение под грудью.

2. Выполняя выдох, не опускайте голову вниз, контролируйте себя, ведь опускание получается непроизвольно. Представьте, что ваша голова удерживается невидимой струной.

3. Не забывайте о ягодицах, они также как и во время вдоха должны оставаться в напряжении, втянуты.

4. Максимум усилий при выдохе, губы трубочкой. А теперь выполните еще 3 резких выдоха. При этом НЕ расслабляйте ягодицы и НЕ опускайте голову. Таким образом, вы выпустите ведь воздух после вдоха, тем самым увеличив объем легких для последующего вдоха-выдоха. Мышцы живота на выдохе сильно напрягаются, а, следовательно, приходят в тонус и подтягиваются, что, несомненно, положительно сказывается на результатах тренировок. После четырехразового выполнения данного дыхательного

упражнения вами будет проделан один повтор невероятного Базового дыхания!

Пятинедельное знакомство

Неделя №1.

Прежде чем приступать к занятиям стоит тщательно отработать дыхательную технику, на ней вы в дальнейшем не должны стопориться, все идет автоматически. Всего в день необходимо сделать 30 повторов, то могут быть совершенно разные упражнения, выбирайте их сами по мере ознакомления. Если Оксисайз повторять более 30-ти раз вы получите сногсшибательные результаты. Недовыполнение непозволительно, старайтесь!

День первый

Упражнение №1 Принимаем стоячее положение, ступни ног расставлены на ширине плеч, подбородок поднят. При этом стоит втянуть ягодицы и согнуть ноги в коленках. При помощи рук поднимаете и максимально втягиваете живот (его нижнюю часть).

Упражнение №2 Принимаем стоячее положение, ступни ног расставлены на ширину плеч, правая рука поднята вверх. Рукой стоит максимально потянуться вверх, при этом коленки по-прежнему согнуты, ими создается противодействие.

Упражнение №3. Выполняется аналогично второму, но с поднятой вверх левой рукой.

Упражнение №4. Работаем с мышцами плечевого пояса: Принимаем стоячее положение, ступни ног на ширине плеч. Руки заводятся за спину, пальцы сцепить в «замок» и тянутся назад. При этом плечи отводятся также назад, вы тянитесь.

Упражнение №5 «Раскалывание» пола: Исходное положение – стоя, ноги слегка согнуты в коленках. Представьте что вам нужно «расколоть» пол: ноги максимально упираются в пол, без отрыва нужно устремить их в противоположные стороны, чтобы пол «дал трещину». Работают внешние мышцы икр. Втяните ягодицы и качайте областью таза (верх и внутрь).

Упражнение №6. Работаем с грудными мышцами: Сжимаем кулаки и соединяем костяшки рук вместе как бы рису букву «О». При этом плечи находятся в расслабленном состоянии, а голова держится прямо, не вниз. Теперь давите с усилием кулаками друг на друга. Задействованы спинные, грудные, плечевые мышцы и грудная клетка.

День второй.

Упражнение №1. Присядьте, словно уточка, и оттопырьте назад заднюю часть тела. Ступни ног находятся на ширине плеч и «смотрят» внутрь. Напряжение должно ощущаться в больших мышцах ягодиц, а также на внешней стороне бедер. Захватите руками коленки и округлите руки, локти устремлены наружу.

2013 © Елена Ушакова

Упражнение №2 Переходим к упражнениям у стенки: Станьте к стенке, ноги отодвиньте от нее на 5 сантиметров и поясницей плотно прижмитесь поясничным отделом. В таком положении выполняйте упражнение для мышц груди.

Упражнение №3 Исходное положение – стоя лицом к стене. В данном положении потянитесь вверх ладошками и постепенно спускайтесь вниз, на корточки. Каждый раз, вдыхая, тянитесь вверх пальчиками, но как можно медленнее. Спина прямая, подбородок устремлен вверх.

Упражнение №4. Повернитесь лицом к стене и отойдите от нее на полметра. Ладонями прислонитесь к стене и слегка их согните, локти «смотрят» наружу. Подайте корпус вперед, но при этом не сгибайте колени и держите ровно спину. Втяните ягодицы и качайте областью таза (верхи и внутрь), пятки прикованы к полу. Дни 3-7. Теперь вы знаете 10 упражнений Оксисайз, которые можно в течение недели выполнять. Каждое упражнение повторите по 3 раза и получите дневную норму. Один повтор – это полминуты вашего времени, весь – комплекс – 15 минут. Возможно, первое время придется затратить больше времени, пока не выработается привычка. Не перенапрягайтесь, лучше все делать в меру, и никак не во вред самому себе.

Неделя №2

Каждую неделю будет прибавляться 5 новых упражнений, которые стоит добавлять в комплекс. Компонуйте их или изменяйте в зависимости от особенностей своего организма. Сложно выполнять упражнения на коленях, делайте что-то более щадящее и доступное именно вам, ведь все индивидуально.

Упражнение №1 Упражнения со спинкой стула Поднимаем ногу по диагонали Опора на спинку стула, при этом правая нога, будучи абсолютно ровной, отводится немного в сторону, а затем назад. Повращайте немного ступней, а левую ногу слегка согните. Втяните ягодицы и качайте областью таза (верхи и внутрь). Голова направлена вверх, спина ровная.

Упражнение №2. Выполните упражнение №1, но уже поднимая левую ногу.

Упражнение №3. Работаем над мышцами ягодиц Опора на спинку стула, при этом правая нога, будучи абсолютно ровной, отводится назад и поднимается вверх. Пальцы ног стоит вытянуть. Втяните ягодицы и качайте областью таза (верхи и внутрь). Голова направлена вверх, спина ровная.

Упражнение №4. Выполните упражнение №3, но уже поднимая левую ногу.

Упражнение №5 Царская осанка Ноги расставлены широко, при этом носочки «смотрят» наружу. Колени стоит немного согнуть так, чтобы они были на одном уровне со ступнями (не наклоняйте колени вперед!). Втяните ягодицы и качайте областью таза (верхи и внутрь). Далее идет опора на спинку стула, голова направлена вверх, спина ровная. Опускайте корпус вниз, работают внутренние мышцы бедер. Зная теперь уже 15-ть упражнений, можно выполнять каждое по два повтора, тем самым выполняя норму.

Неделя №3

Сегодня вы узнаете еще 5 упражнений, итого их будет 20. Выбирайте наиболее понравившиеся, на ту группу мышц, которую необходимо и продолжайте плодотворно работать. Все упражнения третьей недели выполняются сидя на стульчике.

Упражнение №1. Сядьте на край стула, при этом локтями опирайтесь на спинку стула. Мышцы промежностей необходимо напрячь, как бы втянув в себя, ягодицы также втяните. Далее сжимайте колени, колени остаются в прежней позиции.

Упражнение №2. Сядьте на край стула, ноги согнуты в коленях и разведены в стороны, работают внутренние мышцы бедер. Ладони опираются на сидение, а плечи упорно отводятся назад. Спина ровная, выполняйте легкий наклон назад.

Упражнение №3. Сядьте в центр стула. Правой рукой ухватитесь за сидение, и потяните корпус вверх, поверните корпус вправо. А теперь поднимите левую руку вверх и снова потянитесь.

Упражнение №4. Повторите упражнение №3, но уже поднимая правую руку.

Упражнение №5. Сядьте на стульчик и плотно прижмитесь к спинке, руками обхватите сидение и поднимите ноги вверх параллельно полу. В таком положение выполняйте вращательные движения ступнями.

Неделя №4

На этой неделе вам потребуются коврик или какая-либо другая подстилка, так как упражнения будут выполняться по полу, сидя или лежа.

Упражнение №1. Станьте на пол, на коленки, которые слегка раздвинуты. В этом положении выполняйте упражнения для мышц груди. Голова направлена вверх, спина ровная. Втяните ягодицы и качайте областью таза (верхи и внутрь). Корпус стоит откинуть слегка назад.

Упражнение №2. Выполняется сидя на полу. Ступни ног при этом стоит подвинуть друг к другу, а корпус наклонить вперед. Колени старайтесь максимально направлять к полу, но не переусердствуйте. Голова направлена вверх, спина ровная. Кистями рук возьмитесь за ступни, ноги или лодыжки. Корпус устремите вперед, как бы давая сопротивление рукам.

Упражнение №3. Занимайте лежачее положение на спине, ноги согнуты в коленках. Втяните ягодицы и качайте областью таза (верхи и внутрь). Ощущаете, как ваша область живота делает «зачерпывающие» движения?

Упражнение №4. Занимайте лежачее положение на спине, ноги согнуты в коленках. Коленки стоит свести, а ступни ног оставить на уровне ширины плеч. Втяните ягодицы и качайте областью таза (верхи и внутрь). Соедините пальцы в «замок» и вытяните руки над головой, потянитесь.

Упражнение №5. Занимайте лежачее положение на спине, ноги вытянуть вдоль туловища. Соедините пальцы в «замок» и вытяните руки над головой. Втяните ягодицы и качайте областью таза (верхи и внутрь). Мышцы ног стоит напрячь так, чтобы икры оторвались от пола, затем вытяните носочки. Итак, в вашем запасе 25 упражнений, это уже немало, есть из чего выбрать. Но помимо 25-ти упражнений у вас прорисовались новые, сногсшибательные формы и ушли килограммы. Старые джинсы уже совершенно не удерживаются на бедрах и смотрятся как балахон. Что делать? Идти за покупками, это ведь так приятно, ведь вы ПОХУДЕЛИ!

Неделя №5

Не спешите выполнять весь комплекс Оксисайз, отводите достаточно времени, чтобы перевести дыхание и обрести настрой на следующее упражнение. Динамическая работа – это хорошо, но прислушивайтесь к своему организму, и он обязательно щедро вам отплатит. Последний подход Оксисайз, и он выполняется обратно на полу.

Упражнение №1 Исходное положение – лежа на правом боку. Левое колено подтянуто к грудной клетке. Преодолевайте сопротивление рук и в одночасье пытайтесь выпрямить ногу. Выпрямите правую ногу и в меру напрягите мышцы. В таком положение выполняйте вращательные движения ступнями.

Упражнение №2. Выполните упражнение №1, но уже захватывая правое колено.

 Упражнение №3 Исходное положение – лежа на полу, между вами и полом должен быть угол. Левая нога поднимается и заводится назад. Ладонями опирайтесь об пол. В этот момент поднимайте голову и тяните носочки ног.

Упражнение №4. Выполните упражнение №3, но уже поднимая правую ногу.

 Упражнение №5. Повторите упражнение №5 четвертой недели, но уже с вращением ступней. Вы достигли апогея, все 30 упражнений Оксисайз позади и вы смело можете все их брать в оборот. Как известно – нет предела совершенству, поэтому совершенствуйтесь каждый день не жалея на это сил и времени, ведь ваше здоровье и красота в ваших руках. Оксисайза 15 минут в день – это ничтожно мало, но результатом тренировок станет здоровое и красивое тело, ваше тело! Тренироваться можно дома, готовя семейный ужин, в транспорте по пути на работу, сидя за компьютером, при просмотре телевизора или в очереди магазина, в общем, практически везде можно найти время для занятий!

Приложение № 4

Комплекс упражнений китайской дыхательной гимнастики Цзяньфэй

Упражнение №1. «Волна»

Данное упражнение предназначено, в первую очередь, для того, чтобы снизить чувство голода. Желательно выполнять дыхательную гимнастику до принятия пищи. В некоторых случаях это упражнение можно делать вместо еды. Наиболее удобное положение для выполнения «Волны» - положение лежа. Однако можно делать данные дыхательные движения: стоя или сидя, во время ходьбы или езды на велосипеде и т. д. Перед началом занятий постарайтесь расслабиться и сосредоточиться на процессе. Лежа на спине, согните ноги в коленях, поставив ровно ступни. Одна ладонь должна находиться на груди, другая - на животе. Начинайте дыхательные упражнения, слегка помогая руками. Сделайте глубокий неспешный вдох, при этом втягивая живот и приподнимая грудь. Задержите дыхание на несколько мгновений и делайте выдох. При выдохе грудь старайтесь втянуть, а живот, наоборот, надуть. Ритм дыхания не должен изменяться и превышать ваш нормальную частоту. Желательно за время занятий выполнять не менее 40-ка полных дыхательных циклов (вдох-выдох). В случае, когда упражнение вызывает легкое головокружение, следует дыхание немного замедлить.

Упражнение №2. «Лягушка»

Данное упражнение, помимо похудения, способствует восстановлению центральной нервной системы. Для его выполнения понадобится невысокий удобный стульчик. После того, как вы устроитесь на стуле, поставьте ноги на ширину плеч. Угол между голенью и бедром должен быть прямым или немного острым. Приведите в порядок свое сознание. Избавьтесь от ненужных мыслей и сконцентрируйтесь только на упражнении Локти поставьте на колени, сожмите левую реку в кулак (мужчины сжимают правую руку в кулак) и обхватите его кистью правой руки. Лбом обопритесь о кулак, закройте глаза и расслабьтесь. После непродолжительной подготовки переходите к дыхательной гимнастике цзяньфэй. Полностью наполняя воздухом живот, чередуйте вдохи и выдохи ртом и носом. Слегка задерживайте дыхание на 1-5 секунд и контролируйте свое состояние. Если появляется головокружение нужно снизить ритм и глубину вдохов. Рекомендованная продолжительность упражнения составляет 15-ть минут. Повторять его можно три раза в день в зависимости от желания и свободного времени, которое вы готовы посвятить дыхательной гимнастике. В процессе выполнения упражнения грудь поднимается равномерно, а живот то полностью наполняется воздухом, то втягивается. Визуально это напоминает замершую лягушку, которая сосредоточенно наблюдает за окружающим пространством.

Упражнение №3. «Лотос»

При помощи упражнения «Лотос» снимается усталость и внутреннее напряжение, регулируется обмен веществ, улучшается циркуляция крови в организме. Выполнять упражнение можно сидя на невысоком стульчике (как при выполнении упражнения «Лягушка») или в позе «сидящего Будды». На ноги перед животом нужно положить руки ладонями вверх. Женщины кладут левую кисть поверх правой, а мужчины - наоборот, правую поверх левой. Поясница должна быть выпрямлена, плечи опущены, подбородок чуть опущен, глаза закрыты. Упражнение выполняется в три этапа: • первые пять минут дыхание должно быть глубокое, ровное, длинное. Полностью сконцентрируйтесь на процессе и прислушивайтесь к результатам. Грудь и живот не должны слишком заметно подниматься. Сосредоточьтесь на управлении, регулировке и контроле дыхания. Это этап осознанного дыхания, который позволит вам лучше понять свой потенциал. • Следующие пять минут занятий нужно постараться вдыхать как можно более естественно и непринужденно. При выдохе полностью расслабьтесь и сконцентрируйтесь на достижении беззвучного, ровного, глубокого дыхания. •

Третий этап длится десять минут и не требует контроля над дыханием. Дышите так, как вы делаете это в обычной жизни, не заостряя внимания на глубине и ритме. Очистите свое сознание от посторонних мыслей, расслабьтесь и успокойтесь.

Источник: www.Pravilnoe-Pokhudenie.ru

2013 © Елена Ушакова